Giacomo Padrini, Nils Hansson (Hrsg.)

Fachsprache in der Zahnmedizin

Giacomo Padrini, Nils Hansson (Hrsg.)

Fachsprache in der Zahnmedizin

lehmanns media

Impressum

Bibliografische Information der Deutschen Nationalbibliothek
Die Deutsche Nationalbibliothek verzeichnet diese Publikation in der Deutschen Nationalbibliografie; detaillierte bibliografische Angaben sind im Internet unter `http://www.dnb.de` abrufbar.

Korr. Nachdruck der 2., überarbeiteten Auflage
Helmholtzstr. 2–9
10587 Berlin
verlag@lehmanns.de
Umschlag: Jasmin Plawicki
Coverbild: Erik Christensen, CC BY-SA 3.0 `https://creativecommons.org/licenses/by-sa/3.0`, via Wikimedia Commons
Satz & Layout: LaTeX(Zapf Palatino) Volker Thurner, Berlin
Druck und Bindung: Flyeralarm • Würzburg
ISBN 978-3-96543-476-9 www.lehmanns.de

Dieses Lehrbuch geht aus einem Projekt zur Entwicklung eines neuen Lehrkonzeptes für das Fach „Medizinische Terminologie“ im neuen Curriculum Zahnmedizin hervor, beantragt und bearbeitet von Giacomo Padrini und Nils Hansson.

Wir bedanken uns für die Förderung durch das medizinische Studiendekanat der Universität Düsseldorf.

Geleitwort

Liebe Studierende,

jedes Fach benötigt prägnante und passende Fachbegriffe als Grundlage, um sich innerhalb der Profession als auch zwischen den verschiedenen Professionen auszutauschen und eine verlässliche und präzise verbale oder schriftliche Kommunikation und Dokumentation erhobener Befunde an Patientinnen und Patienten sicherzustellen. Zwar versteht sich die Zahnmedizin als integraler Bestandteil der Medizin – das wird mitunter auch in der Schreibweise ZahnMedizin deutlich – jedoch weist die Zahnmedizin für ihren Tätigkeitsschwerpunkt im orofazialen Bereich besondere Begrifflichkeiten auf, die in Ergänzung zur medizinischen Terminologie erforderlich sind und auch angewendet werden.

Das vorliegende Lehrbuch ist alles andere als ein trockenes Vokabelheft! Das Lehrbuch skizziert zum einen die Entwicklung der (zahn)medizinischen Terminologie; das Lateinische und das Altgriechische stellen dabei den „wort-genetischen“ Ursprung dar – die Antike lebt! Das Buch will zum anderen einen soliden Basiswortschatz vermitteln und gleichzeitig die dazu erforderlichen grammatikalischen Bausteine liefern. Außerdem wird die zahnmedizinisch-klinische Fachsprache anhand von Beispielen charakterisiert, um so den Gebrauch dieser Sprache zu verdeutlichen, wobei die Bedeutungsebenen und der Kontextbezug verständlich werden. Schließlich wird nicht nur sprachlich in die Vergangenheit geschaut, sondern auch das Englische als etablierte Wissenschaftssprache hier und jetzt gewürdigt und der Ausblick in „Dental eHealth“ gewagt.

Es ist allen beteiligten Autoren sehr zu danken, dass sie sich der Mühe unterzogen haben, speziell für die Zahnmedizin ein kleines Kompendium zu schaffen, um so Licht ins vermeintlich Dunkle der (zahn)medizinischen Terminologie zu bringen. Wer lesend den von den Autoren bereiteten Weg mitgeht und sich auf das vorgeschlagene Vorgehen einlässt, der oder die hat nicht nur den sprichwörtlichen Durchblick; er oder sie wird souverän die Fachsprache mündlich wie schriftlich handhaben und nebenbei noch eine Menge an medizin- und kulturhistorischen Details mitnehmen und verstehen.

Düsseldorf, im Juni 2023 Alfons Hugger

Inhaltsverzeichnis

Kapitel 1

Historische Entwicklung der Zahnheilkunde

Matthis Krischel

1.1 Mittelalter und Renaissance

Spätestens seit dem 9. Jahrhundert gedachte das christliche Mittelalter jedes Jahr am 9. Februar der Märtyrerin Apollonia von Alexandria, der im Zuge der Christenverfolgung die Zähne ausgeschlagen oder mit einer Zange herausgezogen worden sein sollen, bevor sie auf dem Scheiterhaufen verbrannt wurde. Seitdem gilt die Heilige, die häufig mit einer Zange oder einem Zahn als Attribut dargestellt wird, als Schutzpatronin der Zahnkranken und später auch der Zahnbehandler. Doch welche Formen medizinischen Wissens und der zahnheilkundlichen Behandlung gab es zwischen dem Mittelalter und heute?

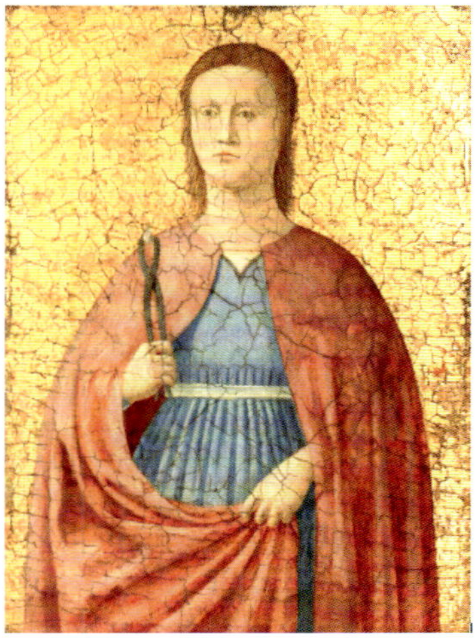

Die Heilige Apollonia von Piero della Francesca (ca. 1455/1460) dargestellt mit Zange und Zahn.

Die Heilkunde des europäischen Mittelalters verquickte Kosmos, Weltbild und Erfahrungswissen. Körperliche Heilung war untrennbar mit seelischem Heil verwoben („Iatrotheologie"). So verwundert es nicht, wenn Hildegard von Bingen (1098 bis 1179), eine der bedeutendsten Vertreterinnen der monastischen Medizin, die folgenden mahnenden Worte an den Erzbischof von Tier schrieb: „Lerne auch, die Wunden der Sünder richterlich und doch barmherzig zu heilen wie der höchste Arzt euch das Beispiel des Heilsbringers hinterließ zur Rettung des Volkes". In ihren Schriften „Physica" und „Causae et Curae" verband Hildegard ebenfalls bekanntes antikes medizinisches Wissen, empirische Ansätze einer Volks- und Kräutermedizin sowie christlicher Heilslehre. So empfiehlt sie in „Causae et Curae" bei Zahnschmerzen die Verwendung eines Brombeerstachels: „Der Brombeer ist mehr warm als kalt. Wer eine geschwollene oder geschwürige Zunge hat, mache mit Brombeerstacheln oder mit einer Lanzette kleine Einschnitte, ebenso bei Zahnschmerzen am Zahnfleisch".
Mit der Charakterisierung des Brombeers als „warm" bezog Hildegard Ideen der gelehrten Medizin ein, deren entscheidendes Konzept im Mittelalter und bis in die frühe Neuzeit die Humoralpathologie (auch: Vier-Säfte-Lehre) blieb, die auf die antiken Autoritäten Hippokrates und Galen zurückgeführt wurde. Gemäß dieses Medizinkonzepts wurde die Gesundheit von Menschen von einer individuellen Mischung der vier Säfte Blut, Schleim, gelbe Galle und schwarze Galle bestimmt. Die Säfte waren mit bestimmten Organen, mit Qualitäten wie warm oder kalt, trocken oder feucht und mit bestimmten Charaktereigenschaften verbunden.
Noch heute bekannte Bezeichnungen wie Sanguiniker, Phlegmatiker, Choleriker und Melancholiker beschreiben Personen, bei denen jeweils einer der Säfte vorherrscht. Ein Ungleichgewicht der Säfte, Verstopfungen oder Abflüsse konnten Auswirkungen auf den Körper oder einzelne Organe haben und so zu Krankheit führen, ebenso ging man davon aus, dass mit der Nahrung aufgenommene Krankheitsmaterie gelegentlich nicht ausreichend ausgeschieden wurde und deshalb durch ausleitende Verfahren abgelassen werden musste, zum Beispiel durch Schwitzkuren, Aderlass, Einläufe oder Brechmittel.
Während in Norditalien Anatomie und Chirurgie bereits im 15. und 16. Jahrhundert fester Bestandteil des Medizinstudiums waren, hielt sich im deutschsprachigen Raum die Trennung zwischen akademisch ausgebildeten Ärzten auf der einen Seite und handwerklich ausgebildeten Badern, Barbieren und Wundärzten auf der anderen Seite deutlich länger. Zu den Gründen dafür zählt der Medizinhistoriker Michael Stolberg zum einen die Furcht der Ärzte, die „handwerklichen Aspekte der Chirurgie könnten ihrer Würde als Gelehrte abträglich sein". Zum anderen waren die Barbiere und Wundärzte in vielen Städten in Zünften organisiert, die ihnen das „Behandlungsmonopol in chirurgischen Fällen, auch gegenüber studierten Ärzten", garantierten.

Zum Angebot der Barbiere, Handwerkschirurgen und Wundärzte gehörten neben dem Schneiden von Haaren und dem Rasieren auch kleinere chirurgische Eingriffe und der Aderlass. Im Bereich der Zahnbehandlung wurden faule Zähne mit dem Brenneisen ausgebrannt und mit Gold oder Amalgam gefüllt. Noch üblicher war jedoch die Extraktion schmerzender Zähne – oder zumindest der Versuch. Auch fahrende Zahnreißer gingen ihrem Gewerbe auf Märkten und Volksfesten nach.

Zahnschmerzen wurden im 16. Jahrhundert durch das Einnehmen betäubender Substanzen zum Teil symptomatisch behandelt. Dazu zählten Branntwein und bei starken Schmerzen Opium, das lokal aufgetragen oder eingenommen wurde. Mund und Zähne wurden gespült, etwa mit einer Mixtur aus Essig und Salz oder dem Urin von Menschen oder Pferden. Im System der Humoralpathologie konnte auch durch Aderlass, Schröpfen oder Reizen der Haut Krankheitsmaterie abgelassen werden, die als ursächlich für den Zahnschmerz angesehen wurde.

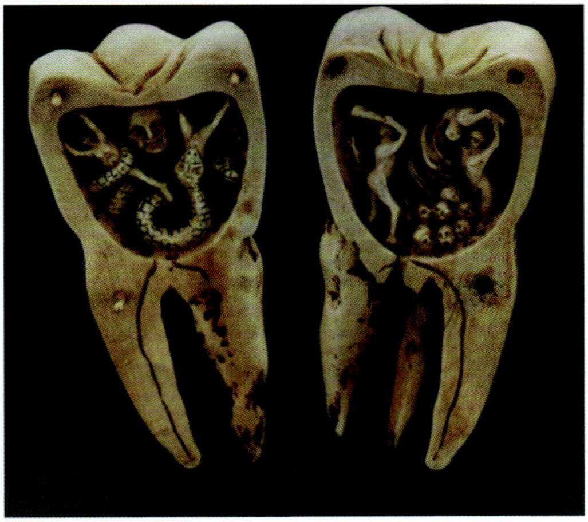

Elfenbeinschnitzerei aus Südfrankreich (um 1780). Links verschlingt ein Zahnwurm gerade einen Menschen. Auf der rechten Seite werden die Zahnschmerzen mit den Qualen der Hölle verglichen.

Schließlich wurden Behandlungsmethoden eingesetzt, um den Zahnwurm, der nach dem Volksglauben für Zahnfäule verantwortlich war, herauszulocken und zu töten. Hierzu gehörte das Inhalieren von Rauch, der bei der Verbrennung einer Mixtur aus gerösteten Blasenkirschen und Wachs entstand, oder das Einnehmen von pulverisierten Regenwürmern, die gemäß dem Ähnlichkeitsprinzip gegen den Zahnwurm wirken sollten. Gänzlich auf magischem Denken fußte die Empfehlung, mit dem Zahn eines Toten einen schmerzenden Zahn zu berühren, damit dieser ausfällt. Ausdrücklich gewarnt wurde jedoch davor, versehentlich einen gesunden Zahn zu berühren.

1.2 17. und 18. Jahrhundert

Einen deutlichen Professionalisierungsschub gab es mit dem Aufkommen der Dentisten in Frankreich, als deren Nestor Pierre Fauchard (1687–1761) gilt. Nach einer praktischen chirurgischen Ausbildung in der französischen Marine und dem Belegen einiger Kurse an der Universität ließ sich Fauchard 1719 in Paris nieder. Er prägte die Berufsbezeichnung des „chirurgien dentiste" und veröffentlichte unter diesem Titel 1728 ein zweibändiges Lehrbuch – nicht in lateinischer, sondern in französischer Sprache. Mit Fauchard traten neben die Zahnextraktion verstärkt Maßnahmen der Zahnerhaltung wie das Plombieren mit Blei, Zinn oder Gold. Er begann, Zähne mit Zahnspangen aus Gold oder Seide zu begradigen und bot seinen Patienten Prothesen aus Knochen oder Elfenbein an.

Besonders deutlich wird Fauchards neuer Ansatz einer empirisch orientierten, aber gleichzeitig bürgerlich-höflichen Zahnheilkunde im Kontrast zu einem seiner bekanntesten Konkurrenten in Paris, dem Zahnreißer Jean Thomas, genannt „Le Grand Thomas". Der ausgebildete Chirurg übte seinen Beruf als Zahnreißer öffentlich und öffentlichkeitswirksam aus, was ihm auch den Beinamen „Perle der Scharlatane" einbrachte. Genau von diesem Bild der Zahnbehandler wollten sich Fouchard und seine Nachfolger abgrenzen, durch ein breiteres Behandlungsspektrum, aber auch durch ein privateres Behandlungssetting und einen Habitus, der ihnen Akzeptanz in bürgerlichen und sogar adeligen Kreisen verschaffen und so den sozialen Aufstieg der Profession ermöglichen sollte.

Etwa eine Generation nach Fouchard in Frankreich spielte Philipp Pfaff (1713—1766) in Deutschland eine vergleichbare Rolle. Geboren als Sohn eines Wundarztes und Dozenten an der Berliner Charité, absolvierte Pfaff dort eine chirurgische Ausbildung und ließ sich nach dem Militärdienst in Berlin als Wundarzt nieder. Spätestens ab den 1750er Jahren verlegte er sich ganz auf die Zahnheilkunde und gab 1756 ein deutschsprachiges Lehrbuch unter dem Titel „Abhandlung von den Zähnen des menschlichen Körpers und ihren Krankheiten" heraus. In der Folge wurde Pfaff zum Hofrat und Hof-Zahn-Arzt ernannt. Ähnlich wie Fouchard praktizierte und forderte Pfaff neben der Extraktion auch die Zahnerhaltung sowie die Pflege von Mundhöhle und Gebiss. Auch wenn Pfaffs Bezeichnung als „Zahn-Arzt" analog zum „Wundt-Arzt" seiner Zeit gesehen werden muss und nicht dem seit Ende des 19. Jahrhunderts etablierten Universitätsstudium entspricht, wird er doch bis heute als Gründer des Zahnarztberufs in Deutschland erinnert, was seinen Niederschlag in zahlreichen eponymen Institutionen und Preisen findet, beispielsweise dem Philipp-Pfaff-Institut, der gemeinsamen Fortbildungseinrichtung der Landeszahnärztekammern Berlin und Brandenburg.

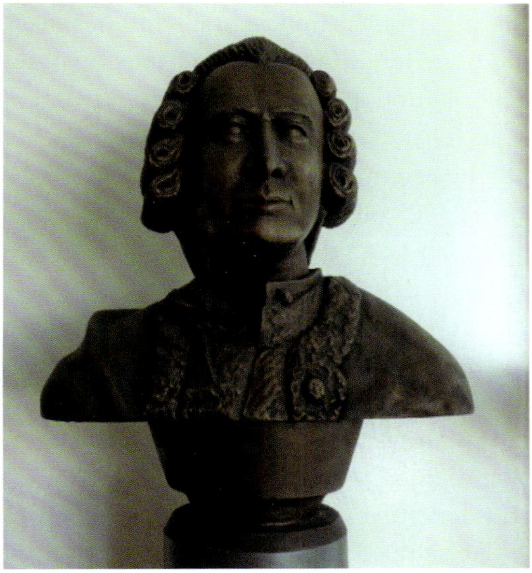

Büste des Philipp Pfaff in der Charité, Institut für Zahn- Mund- und Kieferheilkunde

Mit dem Ende des Mittelalters differenzierten sich die Heilberufe in Spezialisten für innere Krankheiten (Ärzte) und für äußere Krankheiten (Wundärzte) aus. Die beiden Berufsgruppen blieben im deutschsprachigen Raum bis in die Zeit Philipp Pfaffs getrennt, ebenso die Ausbildung, die für die Ärzte an Universitäten durchgeführt wurde, während die meisten Wundärzte und Chirurgen handwerklich ausgebildet wurden. Ab der Mitte des 18. Jahrhunderts begann auch an den Universitäten im deutschen Sprachgebiet ein regelmäßiger Unterricht der Chirurgie. Gleichzeitig differenzierte sich der Wundarztberuf bis zu seinem Niedergang Mitte des 19. Jahrhunderts in den unterschiedlichen deutschen Fürstentümern häufig in mehrere Klassen aus, von denen in der Regel selbst die niedrigsten noch zur Zahnbehandlung berechtigt waren. Zu diesem Zeitpunkt hatten Fouchard in Frankreich und Pfaff in Deutschland bereits Identitäten als „chirurgien dentiste" beziehungsweise als „Zahn-Arzt" geschaffen und in volkssprachlichen Lehrbüchern fixiert, an den sich ihre Nachfolger orientieren konnten.

1.3 19. Jahrhundert

1871 entwickelte der US-amerikanische Zahnarzt James Beall Morrison (1829–1896) eine Fußtretbohrmaschine. Diese erlaubte es, einen Bohrer mit bis zum 2000 Umdrehungen pro Minute anzutreiben. Erst im 20. Jahrhundert sollten sich elektrische Maschinen und Diamantbohrer durchsetzen. Die fußbetriebenen Bohrer stellten den Zahnarzt vor neue Herausforderungen, denn er musste gleichzeitig Balance halten und präzise arbeiten. Trotzdem setzte sich die neue Technik schnell durch, sodass der Bohrer schon bald zum Symbol der Zahnbehandlung und zum Angstauslöser beim Patienten wurde. Bereits ab den 1840er Jahren wurde bei der Zahnextraktion die Anästhesie verwendet. Sowohl Lachgas (Distickstoffmonoxid) als auch Äther (Diethylether) wurden zur Allgemeinanästhesie eingesetzt. Ab dem Ende des 19. Jahrhunderts wurden mit dem Kokain und ab 1905 mit dem Procain (Handelsname Novocain) Lokalanästhetika eingeführt, die sich rasch durchsetzten.

Die moderne Kariestheorie wurde um die gleiche Zeit von Willoughby Dayton Miller (1853–1907) formuliert. Er war in den USA geboren worden und kam nach einem naturwissenschaftlich orientierten Studium an der University of Michigan nach Berlin, wo er mit dem dort tätigen US-amerikanischen Zahnarzt Francis Peabody Abbott (1827–1886) in Kontakt kam und begann, sich für Zahnmedizin zu interessieren. Abbott behandelte in Berlin vor allem Mitglieder der „Amerikanischen Kolonie". Nach einem Studium der Zahnmedizin an der University of Pennsylvania kehrte Miller 1880 nach Berlin zurück. In der Folge schloss er dort ein Medizinstudium ab und wurde Professor am zahnärztlichen Institut der Berliner Universität. Seine bedeutendste Veröffentlichung erschien 1889 unter dem Titel „Die Mikroorganismen der Mundhöhle".

Darin orientierte er sich an der Bakteriologie, die durch Louis Pasteur (1822–1895) in Paris und Robert Koch (1843–1910) in Berlin vertreten wurde. Miller wendete das moderne Krankheitsverständnis auf die Mund- und Zahnerkrankungen an und beschriebt die Zahnkaries als „chemisch-parasitäre[n] Vorgang". So erklärte er den Zahnverfall durch Säuren, welche beim Abbau von Kohlehydraten durch Bakterien entstünden. Damit legte Miller den Grundstein für das moderne Verständnis der Karies. Dies ist deshalb besonders relevant, weil sein auf Bakteriologie und Biochemie beruhendes Krankheitskonzept die Zahnmedizin an die sich rasch entwickelnde, naturwissenschaftlich orientierte Humanmedizin anschlussfähig machte.

Die Ausbildung von Zahnärzten an Universitäten begann in Deutschland im Verlauf des 19. Jahrhunderts. Zu den ersten Universitäten, an denen Fachvorlesungen rein über Zahnheilkunde gehalten wurden, gehörten Würzburg (1802 durch einen Chirurgen) und Berlin (1828). Die meisten anderen Universitäten folgten zwischen den 1870er Jahren und der ersten Dekade des 20. Jahrhunderts. In Wien und Prag waren bereits in den 1820er Jahren Vorlesungen angeboten worden. In Österreich entwickelte sich die Zahnheilkunde aber anders als in Deutschland zu einem Teilgebiet der Humanmedizin. Nach dem Abschluss des Studiums konnte sich ein Arzt auf die Krankheiten des Mundes spezialisieren und Spezialarzt für Stomatologie werden. Bis ins 20. Jahrhundert hinein blieben die akademisch ausgebildeten Zahnärzte in Deutschland jedoch eine kleine Gruppe: So hörten 1893 in Jena 24 Studierende eine Vorlesung über Zahnmedizin, davon 8 Studierende der Zahnmedizin und 16 der Humanmedizin. Dies deutet darauf hin, dass Grundlagen der Zahnmedizin – zumindest die Extraktion – Teil der Leistungen war, die auch von Ärzten angeboten und etwa in den universitären Polikliniken im Rahmen der „kleinen Chirurgie“ durchgeführt wurden.

In den USA waren zu diesem Zeitpunkt bereits Ausbildungsstätten etabliert. Seit 1839 gab es das College of Dental Surgery in Baltimore, das ab 1841 Abschlüsse als Doctor of Dental Surgery (DDS) verlieh. Die Qualität der Ausbildung an den verschiedenen Dental Colleges war recht unterschiedlich, häufig war der Unterricht aber strukturierter als in Deutschland zur gleichen Zeit.

1.4 Erste Hälfte des 20. Jahrhunderts

Noch zu Beginn des 20. Jahrhunderts unterschied sich die soziale Situation der Zahnärzte in Deutschland erheblich von der der Ärzte. Erst seit 1909 war das Abitur Voraussetzung für das Zahnmedizinstudium. In der Folge wurden die Studierenden Teil der medizinischen Fakultäten, vorher waren sie als Immaturi an den philosophischen Fakultäten gewesen. Dies ermöglichte die generelle Etablierung eines Doktorgrades der Zahnmedizin, der ab 1919 an den deutschen Universitäten vergeben wurde. Diese Akademisierung führte zu einem schnellen Anstieg der Studierendenzahlen und Absolventen. Währen 1920 noch 4.459 Zahnärzte in Deutschland registriert waren, verdoppelte sich ihre Anzahl auf 9.137 innerhalb von fünf Jahren. Gleichzeitig bestand aber auch die Berufsgruppe der handwerklich ausgebildeten Dentisten weiter und blieb größer als die der Zahnärzte. Während sich die Anzahl der Zahnärzte bis 1933 weiter auf 10.885 erhöht hatte, standen ihnen 18.000 Dentisten gegenüber, von denen mehr als die Hälfte eine staatliche Prüfung abgelegt hatte und zur Behandlung von Kassenpatienten zugelassen werden konnte.

In der Weimarer Republik entstanden zahlreiche Kassenzahnkliniken. Sie gingen zurück auf Zahnkliniken, die bei großen Industrieunternehmen wie Krupp in Essen und Continental in Hannover bereits zu Beginn des 20. Jahrhunderts entstanden waren. Bis 1931 waren insgesamt 126 Zahnkliniken durch die Allgemeinen Ortskrankenkassen eingerichtet worden. Gleichzeitig waren die Krankenkassen nicht verpflichtet, in freier Praxis niedergelassene Zahnärzte zur Kassenbehandlung zuzulassen. Die Kassen zogen es gelegentlich vor, Zahnärzte, Dentisten und Zahntechniker zu festen Löhnen anzustellen und boten ihren Versicherten so eine Basisversorgung an. Im Jahr 1931 waren insgesamt 528 Zahnärzte in den Kassenzahnkliniken angestellt. Die Kosten der Behandlung (ohne Prothetik) waren zwischen 15 und 30 % geringer als bei freiberuflichen Zahnbehandlern. Jedoch waren auch die Gehälter der Zahnärzte

niedriger als der Gewinn, der sich in freier Praxis erzielen ließ. Dies brachte einen Teil der Zahnärzteschaft gegen die Kassenzahnkliniken auf.
Noch vor dem Ersten Weltkrieg entstanden die ersten städtischen Schulzahnkliniken, die erste 1902 in Darmstadt. Im Jahr 1919 gab es in Deutschland bereits 229 Schulzahnpflegeeinrichtungen, jedoch handelte es sich nicht bei allen um reine Schulzahnkliniken. Zehn Jahre später standen in 822 Städten und 118 Landkreisen Einrichtungen der Schulzahnpflege zur Verfügung. Insgesamt wurden bis in die Dreißigerjahre 500 haupt- und 1500 nebenamtliche Schulzahnärzte von den Städten, Gemeinden und Landkreisen beschäftigt. In verschiedenen Teilen Deutschland gab es unterschiedliche Organisationsformen. Im Rahmen des als erfolgreich geltenden „Bonner Modells" wurden die Kinder halbjährlich untersucht und gleich in der Schulzahnklinik behandelt, in anderen Modellen wurde nach der Untersuchung zur Behandlung an niedergelassene Zahnärzte überwiesen. Sowohl das System der Kassenzahnkliniken als auch das der Schulzahnkliniken können als Ausprägung der für die Zeit der Weimarer Republik verbreiteten Sozialmedizin verstanden werden. Hier wurden (zahn-) medizinische Leistungen durch angestellte (Zahn-) Ärzte breiten Bevölkerungsschichten angeboten.
In der Zeit des Nationalsozialismus wurden jüdische und jüdischstämmige Zahnärztinnen und Zahnärzte aus dem Beruf gedrängt und aus Deutschland vertrieben. Von den in Deutschland verbleibenden Kollegen unterstützten viele die NS-Biopolitik. Dies schloss die Zwangssterilisation von Personen ein, die an einer mutmaßlich erblichen Lippen-, Kiefer- oder Gaumenspalte litten. Auch in den Konzentrationslagern gehörten Zahnärzte zu den Wachmannschaften. Dort nahmen sie an der Selektion von Häftlingen zur Ermordung teil und überwachten den Raub von Zahngold aus den Körpern ermordeter Personen.
Erst in der Zeit nach dem Zweiten Weltkrieg, 1949 in Ostdeutschland bzw. drei Jahre später in der Bundesrepublik, sollte der Dualismus von Zahnärzten und Dentisten aufgelöst werden. Mit dem Gesetz über die Ausübung der Zahnheilkunde von 1952 konnten geprüfte Dentisten eine zahnärztliche Approbation erhalten, neue Dentisten wurden nicht mehr ausgebildet.

1.5 Übungen

1. Was versteht man unter dem Begriff Humoralpathologie?
   a) ein Medizinkonzept mit Wurzeln in der Antike, das bis an die Schwelle zur Neuzeit einflussreich blieb und in dem Gesundheit durch das Gleichgewicht von vier Säften entsteht
   b) ein Medizinkonzept, das von dem niederländischen Anthropologen Rudi Carrell formuliert wurde und in dem Gesundheit aus Lebensfreude und Humor entsteht
   c) ein Medizinkonzept, das auf Louis Pasteur in Frankreich und Robert Koch in Deutschland zurückgeht und gemäß dem Krankheit durch externe Krankheitserreger entsteht
   d) ein Medizinkonzept des europäischen Mittelalters, in dem Krankheiten als göttliche Strafe erklärt werden
   e) ein Medizinkonzept, das durch die Weltgesundheitsorganisation formuliert wurde und welches Gesundheit als Zustand des vollständigen körperlichen, geistigen und sozialen Wohlbefindens versteht

2. Dentisten, nicht akademisch ausgebildete Zahnbehandler, arbeiteten in Deutschland
   a) bis Beginn des 17. Jahrhunderts.
   b) bis zum Ende des 19. Jahrhunderts.
   c) bis nach dem Zweiten Weltkrieg.
   d) bis heute.
   e) niemals, denn die Tätigkeit als Zahnbehandler setzte schon immer ein Universitätsstudium voraus.

3. Wann wurde das zahnmedizinische Promotionsrecht in Deutschland eingeführt?
   a) 1871
   b) 1919
   c) 1933
   d) 1952
   e) 1989

4. Was führte der Berliner Professor für Zahnmedizin Willoughby Dayton Miller ein?
   a) die heilige Apollonia als Schutzheilige der Zahnärzteschaft
   b) die moderne Kariestheorie, die auf der Bakteriologie basiert
   c) die Technik des aseptischen Operierens
   d) die Kurierfreiheit für Zahnbehandler in Deutschland
   e) den zahnmedizinischen Doktortitel an deutschen Universitäten

Kapitel 2

Latein in der Terminologie – Substantive

Giacomo Padrini, Nils Hansson

Auch wenn die Blütezeit des Lateinischen als Sprache der Gelehrten mittlerweile vorüber ist, gehört die Medizin und in dieser insbesondere die Anatomie zu denn Nischen, in denen lateinische Begriffe und Ausdrücke sich noch immer in regem Gebrauch befinden. Um anatomische Strukturen in Studium und Berufsalltag korrekt und präzise zu bezeichnen, ist es deshalb wichtig, Grundlagen der lateinischen Grammatik zu erlernen. In diesem Kapitel werden die Substantive und ihre Deklinationen erläutert.

2.1 Die Deklination

Wie auch in den meisten modernen Sprachen werden Substantive im Lateinischen dekliniert, also je nach Situation in ihrer Form verändert. Dadurch können sie unterschiedliche Funktionen im Satz annehmen. Die Determinanten der Deklination sind Kasus (der Fall), Numerus (die Zahl) und Genus (das Geschlecht).
Anders als im Deutschen erfolgt die Deklination von Substantiven im Lateinischen dabei nur durch Variation der Endungen. Da diese Kasus und Numerus des Substantivs ausdrücken, kommt den Endungen eine ganz besondere Bedeutung zu. Artikel kennt die lateinische Sprache nicht.
Von den 5 Fällen, die im Lateinischen unterschieden werden, befassen wir uns in diesem Intensivkurs lediglich mit den Zweien, die für die medizinische Terminologie die größte Bedeutung haben: Nominativ und Genitiv.

Kasus: Nominativ und Genitiv

Der Nominativ kennzeichnet in Deutsch wie Latein das Subjekt im Satz. Dieses erfragt man mit der Frage „Wer oder Was". Der Genitiv antwortet auf die Frage „Wessen" und drückt so Besitz- und Zugehörigkeitsverhältnisse aus:

> Latein ist die Sprache der Römer
> Frage nach dem Subjekt (Nominativ): „Wer oder was?" → Latein
> Frage nach dem Genitiv: „Wessen" Sprache? Die Sprache der Römer.

Numerus: die Zahl

Substantive können im Singular, der Einzahl, oder Plural, der Mehrzahl, stehen und sowohl in Ein- als auch Mehrzahl jeden beliebigen Fall annehmen. Auch diese Anpassung erfolgt im Lateinischen rein mittels Beugung der Endung des Wortes.

Genus: das Geschlecht

Jedes Substantiv besitzt ein Geschlecht, das nicht veränderlich ist. Um korrekt zu deklinieren, sollte bekannt sein, welches Geschlecht das jeweilige Substantiv besitzt. Unterschieden werden die Genera masculinum (männlich), femininum (weiblich) und neutrum (sächlich).

2.2 Die Deklinationsklassen

Im Lateinischen werden in der Regel fünf Deklinationsklassen unterschieden. Dabei ist jedes Substantiv einer Klasse fest zugeordnet. Innerhalb dieser kann dann bei konstantem Genus nach Kasus und Numerus dekliniert werden. Da jede Deklinationsklasse ihr eigenes Schema an Endungen aufweist, ist es wichtig, neben dem Geschlecht auch die Deklinationsklasse des zu beugenden Substantives zu kennen. Angehängt werden diese Endungen an den *Wortstamm*. Deshalb ist es wichtig, die Wortstämme aller Vokabeln bestimmen zu können.

Den Wortstamm ermitteln

Je nach Deklinationsklasse und Vokabel ist es nicht immer möglich, den Wortstamm direkt aus der Nominativform des Substantives abzuleiten. In jedem Fall kann der Wortstamm über die Genitivform ermittelt werden:

dens (der Zahn, Nom. Sg.) dent~~is~~ (Gen. Sg.)

Dazu wird vom Genitiv Singular des Begriffes die Endung – hier: „is" – weggestrichen. Übrig bleibt der Wortstamm – hier: „dent", an welchen alle weiteren Endungen angehängt werden können. In der Vokabelliste sind dazu die Genitivformen vermerkt.

2.2.1 Die a-Deklination

Substantive der a-Deklination sind meist weiblich und enden in der Regel im Nominativ Singular auf -a.

	Singular	Plural
Nominativ	-a	-ae
Genitiv	-ae	-arum

Diese Endungen werden nun an den Wortstamm angehängt:

	Singular	Plural
Nominativ	bucc-a – die Wange	bucc-ae – die Wangen
Genitiv	bucc-ae – der Wange	bucc-arum – der Wangen

Achtung:

Das Geschlecht eines Begriffes im Lateinischen muss nicht mit dem Geschlecht des Substantives in deutscher Übersetzung übereinstimmen:

gingiv-a (f.) – das Zahnfleisch (n)

2.2.2 Die o-Deklination

Innerhalb der o-Deklination werden zwei Schemata unterschieden:

a) **Männliche Begriffe der o-Deklination:** Meist enden diese Substantive im Nominativ Singular auf -us und werden nach folgendem Schema dekliniert:

	Singular	Plural
Nominativ	-us	-i
Genitiv	-i	-orum

Auch diese Endungen werden an den jeweiligen Wortstamm angehängt:

	Singular	Plural
Nominativ	nerv-us	nerv-i
Genitiv	nerv-i	nerv-orum

b) **Sächliche Begriffe der o-Deklination:** Diese Substantive enden im Nominativ Singular meist auf -um:

	Singular	Plural
Nominativ	-um	-a
Genitiv	-i	-orum

Auch diese Endungen werden an den jeweiligen Wortstamm angehängt:

	Singular	Plural
Nominativ	palat-um	palat-a
Genitiv	palat-i	palat-orum

2.2.3 Die 3. Deklination

Besonders vielfältig ist die 3. Deklination. Zu ihr gehören Substantive aller Geschlechter. Im Nominativ Singular kommen sehr unterschiedliche Endungen vor. Das Deklinationsschema unterscheidet sich innerhalb der 3. Deklination geringfügig zwischen männlichen und weiblichen sowie sächlichen Substantiven. Außerdem werden grundsätzlich **konsonantische Stämme und i-Stämme** unterschieden. Die Zuordnung kann der Vokabeltabelle entnommen werden.

3. Deklination, konsonantische Stämme, Femininum und Maskulinum:

	Singular	Plural
Nominativ	-unterschiedlich	-es
Genitiv	-is	-um

Auch diese Endungen werden an den jeweiligen Wortstamm angehängt:

	Singular	Plural
Nominativ	vox	voc-es
Genitiv	voc-is	voc-um

3. Deklination, konsonantische Stämme, Neutrum:

	Singular	Plural
Nominativ	-unterschiedlich	-a
Genitiv	-is	-um

Auch diese Endungen werden an den jeweiligen Wortstamm angehängt:

	Singular	Plural
Nominativ	vas	vas-a
Genitiv	vas-is	vas-um

I- und gemischte Stämme weisen in einigen Kasus und Numerus ein zusätzliches *i* auf. Je nach Quelle kann die Zuordnung zu einer der Kategorien dabei im Einzelfall abweichen. Auch ist das i nicht bei allen Vokabeln gleichermaßen vorhanden (insbesondere gemischte Stämme).

3. Deklination, i-/gemischte Stämme, Femininum und Maskulinum:

	Singular	Plural
Nominativ	animal	animal-es
Genitiv	animal-is	animal-i-um

Auch diese Endungen werden an den jeweiligen Wortstamm angehängt:

	Singular	Plural
Nominativ	dens	dent-es
Genitiv	dent-is	dent-i-um

3. Deklination, i-/gemischte Stämme, Neutrum:

	Singular	Plural
Nominativ	-unterschiedlich	-i-a
Genitiv	-i-s	-i-um

Auch diese Endungen werden an den jeweiligen Wortstamm angehängt:

	Singular	Plural
Nominativ	-unterschiedlich	-i-a
Genitiv	-i-s	-i-um

2.2.4 Die u-Deklination

Eine Stolperfalle stellt im Lateinischen die u-Deklination dar. Wie die Substantive der o-Deklination enden ihre Mitglieder im Nominativ Singular auf -us und sind meist männlich. Im Nominativ Plural und im Genitiv weichen die Endungenn jedoch von denen der o-Deklination ab:

	Singular	Plural
Nominativ	-us	-us
Genitiv	-us	-uum

Auch diese Endungen werden an den jeweiligen Wortstamm angehängt:

	Singular	Plural
Nominativ	sin-us	sin-us
Genitiv	sin-us	sin-uum

2.2.5 Die e-Deklination

Substantive dieser Deklinationsklasse sind meist weiblich und enden im Nominativ Singular auf -es:

	Singular	Plural
Nominativ	-es	-es
Genitiv	-ei	-erum

Auch diese Endungen werden an den jeweiligen Wortstamm angehängt:

	Singular	Plural
Nominativ	cari-es	cari-es
Genitiv	cari-ei	cari-erum

Ausnahmen: Obschon die oben genannten Regeln für die meisten Begriffe zutreffen, gibt es Substantive, deren Geschlecht oder Deklinationsklasse nicht zur Endung passen. Alle Angaben finden sich in der Vokabelliste.

Hilfreiche Information: Lebendiges Latein

Aufgrund mangelnder Anwendung im Alltag oft als tote Sprache bezeichnet, herrscht oft die Annahme vor, es gäbe eine starre lateinische Sprache. Dabei hat sich Latein in den Jahrhunderten, in denen es in Alltag und Wissenschaft Arbeitssprache war, durchaus verändert. Deshalb ist es nicht verwunderlich, dass einige Quellen und Autoren in ihrer Einteilung von Substantiven in konsonantisch und i-/gemischte Deklination widersprechen. In diesem Kurs steht das Grundverständnis der 3. Deklination im Vordergrund, weshalb solchen Detailfragen keine größere Bedeutung zukommt. Auch in jüngerer Vergangenheit hat sich das Lateinische weiter verändert: Zahlreiche Begriffe der medizinischen Fachsprache, so beispielsweise der Gebrauch des Terminus *caninus – Schneidezahn-* als Substantiv, oder die Bezeichnung *molaris* für den Backenzahn (ursprünglich Mühlstein).

Faszinierende Fakten: Zahnärzte in Film und Fernsehen

Während sich Fernsehzuschauer im Vorabendprogramm vor Arztserien kaum retten können, auf die Schwarzwaldklinik folgt der Bergdoktor, auf die ganz jungen Zuschauer warten Dr. House und der Good Doctor, scheinen Zahnärzte im Film auf den ersten Blick unterrepräsentiert. In den ersten Jahren des deutschen Kinos entsteht dabei eine respektable Anzahl an Filmen, in deren Fokus der Zahnarzt oder seine Behandlung als solche stehen. Vermehrt werden misslungene Zahnbehandlungen humoristisch dargestellt, gängiges Thema sind Zahnextraktionen ohne – oder mit misslungener Anästhesie. Auch in der NS-Zeit werden Zahnarztfilme wie *Liebe und Zahnweh* gedreht, auch in der Nachkriegszeit erscheint rund ein Film pro Jahr mit Zahnärzten, auch mit renommierter Besetzung wie Heinz Rühmann als Dr. Stegemann in *Meine Tochter und Ich* (1962). Dabei zeigte sich der Fortschritt in der Zahnheilkunde auch im Film durch zunehmende Technisierung und schonendere Behandlung. Reine Zahnarztserien im Fernsehen waren und sind jedoch selten, ein zahnärztliches Pendant zur Schwarzwaldklinik existierte in der DDR: Die Serie *Zahn um Zahn* (1985–1988) erfreute sich beim Publikum großer Beliebtheit. Im Mittelpunkt stand der temperamentvolle Dr. Wittkugel, der sich und seine Praxis durch seine Eigenheiten wiederholt in Schwierigkeiten bringt, die seine charmante Zahnarzthelferin ausbügeln muss. Zum Ende der Serie schließt sich die Praxis Wittkugel, ganz im Geiste sozialistischer Einheit, einer Poliklinik an.

2.3 Das Genitivattribut

Wie bereits zuvor besprochen, beeinflusst der Kasus, in dem ein Substantiv steht, maßgeblich, welche Funktion es in einem Satz einnimmt. Ähnliche Regeln gelten auch für medizinische Mehrworttermini. Dabei steht das Hauptwort im Nominativ und wird von weiteren Begriffen ergänzt. Insbesondere in der Anatomie ist dabei das *Genitivattribut* von Bedeutung. Dabei wird dem Subjekt (Hauptwort im Nominativ) ein weiteres Substantiv angestellt – welches im Genitiv steht – und das Subjekt näher beschreibt:

Radix dentis – die Wurzel des Zahnes

↙ ↘

Nom. Sg. f.: die Wurzel   Gen. Sg. f.: des Zahnes

Das Subjekt „Radix" wird durch das Genitivattribut „dentis" genauer beschrieben. Oft ist es im Deutschen möglich, solche Mehrworttermini zu einem Kompositum zusammenzufassen. In diesem Fall wird die Wurzel des Zahnes als *Zahnwurzel* bezeichnet.

Möglich ist auch, dass in einem Terminus **mehrere Genitivattribute** vorliegen. So wird das Genitivattribut durch einen weiteren Genitiv beschrieben:

Apex Radicis dentis – die Spitze der Wurzel des Zahnes

↙ ↓ ↘

Nom. Sg. m.: die Spitze   Gen. Sg. f.: der Wurzel   Gen. Sg. f.: des Zahnes

Als deutsches Kompositum ergibt sich die **Zahnwurzelspitze.** Der weitere Genitiv *dentis* beschreibt zunächst den Genitiv *radicis* genauer. In ihrer Gesamtheit beziehen sich die Genitivattribute jedoch wie üblich auf das Subjekt im Nominativ, *Apex.* Im Zweifel hilft es in diesen Fällen, alle Komponenten von links nach rechts nach Kasus, Numerus und Genus zu bestimmen und dann sinngemäß zusammenzusetzen.

2.4 Übungen: Deklination von Substantiven

1. Bestimmen Sie die Substantive nach Kasus, Numerus und Genus und übersetzen Sie:
   a) cariei: ....
   b) buccarum: ....
   c) oris: ....
   d) dens: ....
   e) radicum: ....
   f) foramina: ....
   g) recessuum: ....
2. Bilden Sie die geforderten Formen:
   a) dens, Gen. Sg.: ....
   b) sinus, Nom. Pl.: ....
   c) lingua, Gen. Pl.: ....
   d) palatum, Nom. Pl.: ....
   e) gustus, Gen. Sg.: ....
3. Übersetzen Sie die Genitivattribute:
   a) Cavum oris: ....
   b) Apex linguae: ....
   c) Glandulae molares: ....
   d) Caries dentis: ....
   e) Frenulum linguae: ....
   f) Corona dentis: ....
   g) Crista colli costae: ....
   h) Pecten ossis pubis: ....
   i) Apices radicum dentium: ....
4. Welche der angegebenen Formen kann ***keinen*** Genitiv ausdrücken?
   a) manus
   b) dentis
   c) pisorum
   d) cranii
   e) pecten

5. Gegeben sind fünf Substantive im Nominativ Singular und fünf Vorschläge für zugehörige Genetivformen. Welches Substantiv wurde ***falsch*** dekliniert?
   a) palatum, palati
   b) sinus, sinus
   c) appendix, appendicis
   d) lingua, linguae
   e) gustus, gusti
6. Welches Wort gehört ***nicht*** der a-Deklination an?
   a) arteria
   b) bucca
   c) ostia
   d) palpebra
   e) vena
7. Welches Genitivattribut ist falsch übersetzt?
   a) Sulcus linguae: Die Furche der Zunge
   b) Atrium oris: Der Vorhof des Mundes
   c) Pulpa dentis: Das Mark des Zahnes
   d) Ulcus oesophagi: Das Geschwür der Speiseröhre
   e) Tendo musculi: Der Muskel der Sehne

Kapitel 3

Latein in der Terminologie – Adjektive

Giacomo Padrini, Nils Hansson

3.1 Adjektive im Lateinischen

Neben den Substantiven ist die Wortgattung der Adjektive in der anatomischen Terminologie ebenfalls von Bedeutung. Wie auch im Deutschen werden Adjektive genutzt, um Substantive zu beschreiben.

3.1.1 Adjektivattribute und KNG-Kongruenz

Um ihre Aufgabe, ein Substantiv zu beschreiben, wahrnehmen zu können, stehen Adjektive in der Regel in einem Mehrwortterminus, zusammen mit einem oder mehreren Substantiven. Dabei wird ein Adjektiv, das im Satz ein Substantiv beschreibt, als *Adjektivattribut* bezeichnet. Wichtig ist also zu wissen, in welchem Fall ein Adjektiv und ein Substantiv zusammengehören. In der Regel steht das Adjektiv im Lateinischen hinter seinem Bezugswort. In jedem Fall müssen Substantiv und Adjektiv jedoch in **Kasus, Numerus und Genus übereinstimmen**, nur dann gehören sie zusammen. Ein Substantiv im Nominativ Plural kann also nur von einem Adjektiv im Nominativ Plural beschrieben werden, zu einem Substantiv im Genitiv Singular kann nur ein Adjektiv im Genitiv Singular gehören. Wichtig ist dabei: Deklinationsklasse und Endung von Substantiv und Adjektiv *können, müssen aber nicht* übereinstimmen.

3.2 Die Deklination von Adjektiven

Um ein Adjektiv an das Substantiv anzupassen, das es beschreibt, wird auch dieses dekliniert. Dabei existieren wieder mehrere Deklinationsklassen, denen die Adjektive fest zugeordnet sind. Im Gegensatz zu Substantiven können Adjektive nicht nur nach Kasus und Numerus dekliniert werden, sondern dabei jedes Geschlecht (männlich/weiblich/sächlich) annehmen. Wie auch bei Substantiven wird zwecks Deklination eine für den gewünschten Kasus, Numerus und Genus passende Endung an den Wortstamm des Adjektivs gehängt.

3.3 Adjektive der a- und o- Deklination

Adjektive der a- und o- Deklination ähneln in ihren Endungen den Substantiven der a- bzw. o- Deklination. Da ein Adjektiv jedes Geschlecht annehmen kann, gehören Adjektive nicht der a- *oder* o- Deklination, sondern der gemeinsamen a- *und* o-Deklination an. In der Tabelle sind die Endungen am Beispiel des Adjektives *cavus, -a, -um* (hohl) angegeben.

Singular	**männlich**	**weiblich**	**sächlich**
Nominativ	cav-us	cav-a	cav-um
Genitiv	cav-i	cav-ae	-i
Plural	**männlich**	**weiblich**	**sächlich**
Nominativ	cav-i	cav-ae	cav-a
Genitiv	cav-orum	cav-arum	cav-orum

3.4 Adjektive der 3. Deklination

Innerhalb der 3. Deklination der Adjektive wird weiter nach Endigkeit unterschieden, das heißt, danach, wie viele unterschiedliche Endungen im Nominativ Singular für verschiedene Geschlechter existieren. Für diesen Kurs relevant sind zwei- und einendige Adjektive.

Adjektive der 3. Deklination (zweiendig)

Zweiendige Adjektive der 3. Deklination weisen im Nominativ Singular zwei Endungen auf: Eine gemeinsame für Masculinum und Femininum sowie eine getrennte für das Neutrum.

Singular	männlich	weiblich	sächlich
Nominativ	molar-is	molar -is	molar -e
Genitiv	molar -is	molar -is	molar -is

Plural	männlich	weiblich	sächlich
Nominativ	molar -es	molar -es	molar-ia
Genitiv	molar -ium	molar -ium	molar -ium

Einendige Adjektive und Partizipien

Einendige Adjektive haben im Nominativ Singular eine gemeinsame Endung für alle Geschlechter. Obschon grammatikalisch von diesen abzugrenzen, behandelt dieser Kurs Partizipien wie einendige Adjektive, da sie an dieser Stelle wie einendige Adjektive dekliniert und eingesetzt werden.

Singular	männlich	weiblich	sächlich
Nominativ	triceps	triceps	triceps
Genitiv	tricipit-is	tricipit-is	tricipit-is

Plural	männlich	weiblich	sächlich
Nominativ	tricipit-es	tricipit-es	tricipit-ia
Genitiv	tricipit-ium	tricipit-ium	tricipit-ium

3.5 Das Adjektiv im Einsatz

Die deklinierten Adjektive können nun genutzt werden, um Substantive zu beschreiben:

Dens caninus

↙ ↘

Substantiv, Nom. Sg. m. Adjektiv, Nom. Sg. m.

Wörtlich ergibt sich der hundeartige Zahn, zu Deutsch meist der Eckzahn.

Dabei kann ein Adjektiv nicht nur das Subjekt beschreiben, sondern auch das Genitivattribut:

Ostium venae cavae

↙ ↓ ↘

Adj. Gen. Sg.	Subst. Gen. Sg.	Substantiv, Nom. Sg. m.

Da das Adjektiv in diesem Fall in KNG-Kongruenz zum Genitivattribut *venae* steht, wird dieses beschrieben. Das Genitivattribut bezieht sich wie gewohnt auf das Subjekt. Deutsche Übersetzung: Die Öffnung der hohlen Vene (Die Öffnung der Hohlvene). Theoretisch können auf diese Weise beliebig lange Mehrworttermini gebildet werden. In der Praxis sind diese, außerhalb der Anatomie, eher selten, da sie von kürzeren und intuitiveren eingedeutschten Begriffen ersetzt werden:

Vagina tendinis musculi extensoris hallucis longi

↙ ↓ ↓ ↓ ↓ ↘

Subst., Gen. Sg. m.	Adj., Gen. Sg. m.	Subst., Gen. Sg. m.	Subst., Gen. Sg. m.	Subst., Nom. Sg. f.	Subst., Gen. Sg. m.

Die Sehnenscheide des langen Beugemuskels der Großzehe. Wichtig ist also, im Zweifel zunächst jedes Wort einzeln zu übersetzen und nach Kasus, Numerus und Genus zu bestimmen. In seltenen Fällen (wie hier bei „longi") bleibt eine kleine Restunsicherheit bezüglich der Zugehörigkeit der Adjektive. Longi steht in KNG-Kongruenz zu *tendinis*, aber ebenso zu *musculi*. Hinweise darauf, dass sich *longi* auf *musculi* bezieht, liefert die Abfolge im Terminus, sowie der anatomische Kontext: In diesem Fall wurde der Terminus *Musculus extensor hallucis longus* komplett in den Genitiv gesetzt, um als Attribut *Vagina tendinea* genauer zu beschreiben.

Der Zahnmediziner: Zahnarzt oder Stomatologe?

Möchten wir eine zahnmedizinische Leistung in Anspruch nehmen, sagen wir wie selbstverständlich „Ich muss mal wieder zum Zahnarzt“. Im Westen Deutschlands hat sich daran in jüngerer Geschichte nichts verändert. In der DDR hingegen wurden Zahnärzte in der Regel als *Stomatologen* bezeichnet. Abgeleitet von den griechischen Termini *stoma*, der Mund und *logos*, die Lehre sollte diese Bezeichnung der Tatsache gerecht werden, dass Zahnärzte nicht isoliert Erkrankungen des Zahnes, sondern vielmehr des gesamten Mundbereiches behandeln und sich auch wissenschaftlich mit dem komplexen System Mund und Kiefer auseinandersetzen. Zum ersten Mal im Stundenplan der Universitäten der DDR erwähnt wurde der Begriff *Stomatologie* 1953, das Zahnmedizinstudium schloss man als *Diplom-Stomatologe* ab, in Folge war es möglich, stomatologische Facharzttitel zu erwerben.

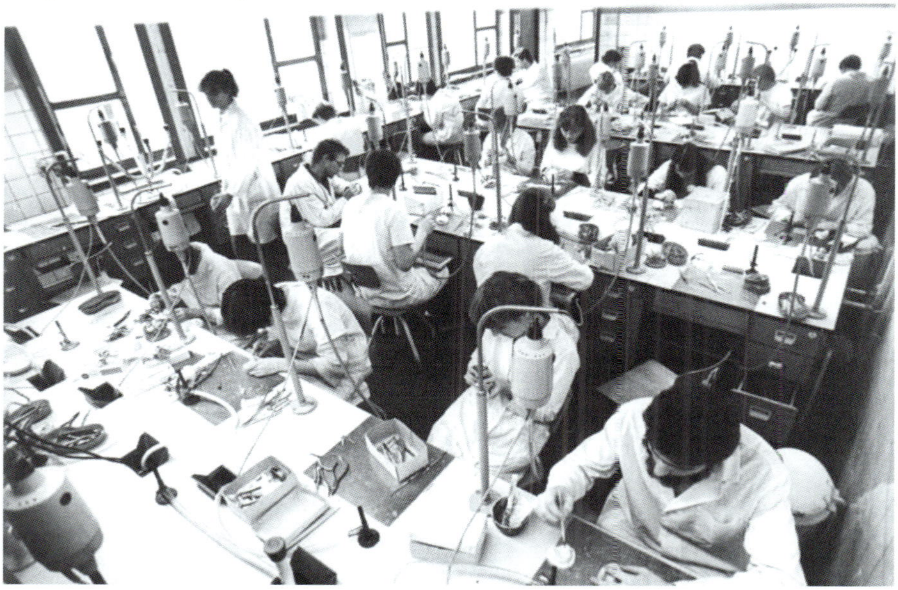

Abbildung 4: Ausbildung in der Sektion Stomatologie der Universität Leipzig (1984)

Berufsbezeichnungen ähnlich dem ostdeutschen Stomatologen existieren in zahlreichen Staaten des ehemaligen Ostblockes sowie auch in Frankreich und Italien. In Westdeutschland und dem angelsächsischen Kulturraum konnten sie sich hingegen nie durchsetzen.

3.6 Die Steigerung von Adjektiven

Um auszudrücken, dass ein Substantiv eine Eigenschaft stärker besitzt als ein anderes, oder die Ausprägung in stärkster Weise vorliegt, können Adjektive gesteigert werden, indem sie in den **Komparativ** („mehr als") oder den **Superlativ** („am meisten") gesetzt werden. Komparative und Superlative werden im Lateinischen nach eigenen Schemata dekliniert. Diese finden Sie bei Interesse im Grammatikanhang. In der folgenden Tabelle finden Sie einige wichtige irregulär gebildete Komparative und Superlative mit ihrer Übersetzung. Diese kommen in der medizinischen Terminologie häufig vor:

Positiv	Komparativ	Superlativ	Deutsche Übersetzung
magnus	major (m.), major (f.), majus(n.)	maxim-us, -a, -um	groß – größer – am größten
parvus	minor (m.), minor (f.), minus (n.)	minim-us, -a, -um	klein – kleiner – am kleinsten
bonus	melior (m.), melior (f.), melius (n.)	optim-us, -a, -um	gut – besser – am besten
malus	pejor (m), pejor (f.), pejus (n.)	pessim-us, -a, -um	schlecht – noch schlechter – am schlechtesten

3.7 Bildung neuer Adjektive

Neben den Adjektiven, die Ihnen im Vokabelteil angeboten werden, können durch Anhängen verschiedener Endungen aus Substantiven neue Adjektive gebildet werden: Abgeleitet von *pus= der Eiter* bildet sich das Adjektiv *purulentus = eitrig* durch anhängen der Endung *-lentus*, auch Lage- und Richtungsbezeichnungen können auf ähnliche Weise gebildet werden, meist liegen diesen anatomische Strukturen zugrunde: Aus dem *Occiput* (Hinterhaupt am Kopf) bildet sich die Bezeichnung *occipitalis = zum Hinterhaupt hin.* Wichtig ist hier, die Bedeutung des Substantivs zu kennen und die Adjektivierung zu erkennen. Dazu ist solide Vokabelkenntnis hilfreich. Einzelheiten zu den Lage- und Richtungsbezeichnungen erhalten Sie im nächsten Kapitel.

3.8 Übungen: Deklination von Adjektiven

1. Bestimmen Sie nach Kasus, Numerus und Genus und übersetzen Sie:
   a) caninus: ....
   b) incisivi: ....
   c) molares: ....
   d) juvenilis: ....
   e) senilium: ....
   f) magnum: ....
   g) formantis: ....
   h) cavarum: ....

2. Bilden Sie die angegebene Form:
   a) caninus, Gen. Pl. m.: ....
   b) oralis, Nom. Pl. f.: ....
   c) crassus, Gen. Pl. f.: ....
   d) omnis, Gen. Sg. n.: ....
   e) mollis, Nom. Pl. n.: ....

3. Welches der Adjektive ist ***falsch*** nach Kasus, Numerus und Genus bestimmt?
   a) parvus, Nom. Sg. m.
   b) mobile, Nom. Sg. n.
   c) purulentarum, Gen. Pl. n.
   d) sacrum, Nom. Sg. n.
   e) vagorum, Gen. Pl. m.

4. Welche Substantiv-Adjektivkombination ist ***nicht*** korrekt?
   a) Palatum molle
   b) venarum cavarum
   c) manus sinistra
   d) intestinum tenuis
   e) dentes molares

5. Welcher Mehrwortterminus ist ***korrekt*** übersetzt?
   a) Vasa sanguinea auris internae – Die inneren Blutgefäße des Ohres
   b) Vagina tendinis musculi extensoris hallucis longi – Die lange Sehnenscheide des Daumenbeugemuskels
   c) Pars lumbalis columnae vertebralis – Der Lendenabschnitt der Wirbelsäule
   d) Superficies buccalis dentis incisivi – Die dem Schneidezahn zugewandte Fläche der Wange
   e) Apex radicis dentis – Die Spitze der Zahnkrone

6. Welche Substantiv-Adjektivkombination ist ***grammatikalisch falsch***?
   a) Foramen ovale
   b) situs inversus
   c) Appendix fibrosa
   d) radix profundi
   e) Linea aspera

Kapitel 4

Die Terminologie in der Anatomie

Beryl Schwarz-Herzke, Nils Hansson, Giacomo Padrini

4.1 Lage- und Richtungsbezeichnungen

Sowohl in der Anatomie als auch bei klinischer Tätigkeit am Patienten ist stets große Präzision gefragt, wenn es um die Orientierung am Körper oder an Körperteilen geht. Um sich dabei stets präzise und eindeutig auszudrücken, bietet die medizinische Fachsprache ein gutes Regelwerk und einen geeigneten Wortschatz an Lage- und Richtungsbezeichnungen.

Grundeigenschaften der Lage- und Richtungsbezeichnungen

- Alle Angaben erfolgen aus Patientensicht (z. B. rechts/links)
- In der Regel werden Lagebezeichnungen relativ zu anderen Strukturen oder Punkten am Körper angegeben („lateral/medial von“)
- Meist bilden die Bezeichnungen Gegensatzpaare. Eine Ausnahme stellt „medianus“ (zur Körpermitte gelegen) dar.

Außerdem wird der Körper durch Achsen und Ebenen eingeteilt:

- **Die Medianebene** teilt den Körper in zwei symmetrische Hälften (eine rechte und eine linke Hälfte). Es handelt sich dabei um eine Sonderform der **Sagittalebene,** weshalb sie auch als Mediosagittalebene bezeichnet wird.
- **Die Sagittalebenen** liegen parallel zur Medianebene.
- **Die Frontalebenen** (=Koronarebenen) liegen senkrecht auf den Sagittalebenen und verlaufen parallel zur Stirn.
- **Die Transversalebenen** verlaufen horizontal.

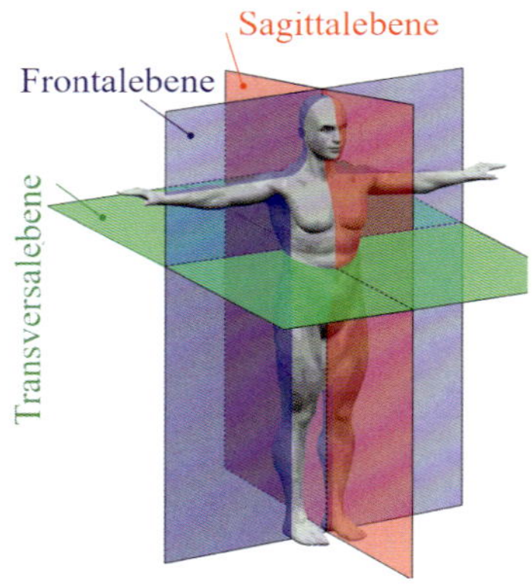

- **Die Längsachse (=Longitudinal-/Vertikalachse)** verläuft vom Scheitel zur Fußsohle oder umgekehrt.
- **Die Querachse (=Horizontal-/Transversalachse)** verläuft von rechts nach links, bzw. auch umgekehrt.
- **Die Sagittalachse,** von lat. *sagitta,* der Pfeil, verläuft von vorne nach hinten und umgekehrt.

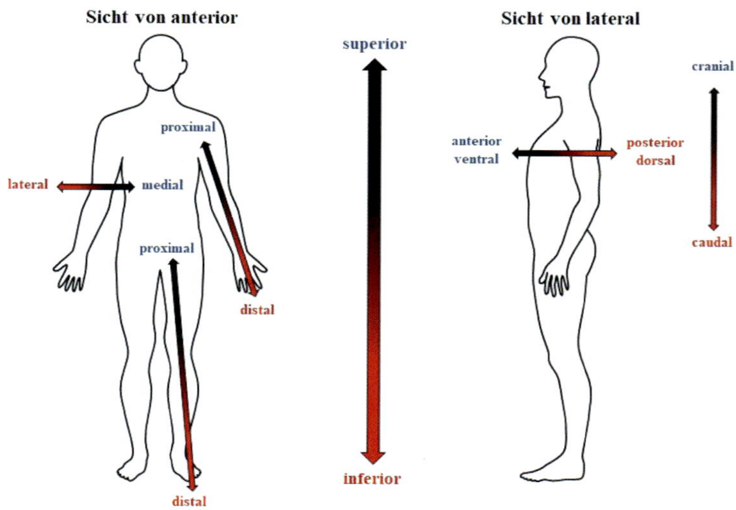

Übersicht Lage- und Richtungsbezeichnungen

Die Achsen und Ebenen treten dabei, mit Ausnahme der Medianebene, als Bündel paralleler Achsen und Ebenen auf. So existieren beispielsweise beliebig viele Sagittalebenen, die den Körper in dünne Scheiben zerlegen. Alle Achsen und Ebenen können sich dabei auf den gesamten Körper oder auf einzelne Körperteile und Organe beziehen.

Faszinierende Fakten: Wie Ludwig XIV. alle seine Zähne verlor

Viele Mythen ranken sich um Ludwig, den 14. König von Frankreich, auch Sonnenkönig genannt, da sein Reich mit Kolonien auf dem gesamten Globus so groß war, dass stets in einem Teil des Landes die Sonne schien. Sein Regierungsstil, treffend umschrieben durch den ihm zugeschriebenen Ausspruch „l'état c'est moi", „der Staat bin ich", macht ihn zur Personifikation des französischen Absolutismus, als deren Höhepunkt seine über 72-jährige Regentschaft bezeichnet werden kann. Weniger häufig als über seine grenzenlose Macht, royale Gewänder und Schlösser wird dabei über seinen Gesundheitszustand berichtet. Nicht, dass Ludwig XIV. als schwächlich zu bezeichnen wäre, im Gegenteil, es scheint bei genauerem Hinsehen viel mehr erstaunlich, dass er den Torturen seiner Leibärzte so viele Jahrzehnte lang widerstand.

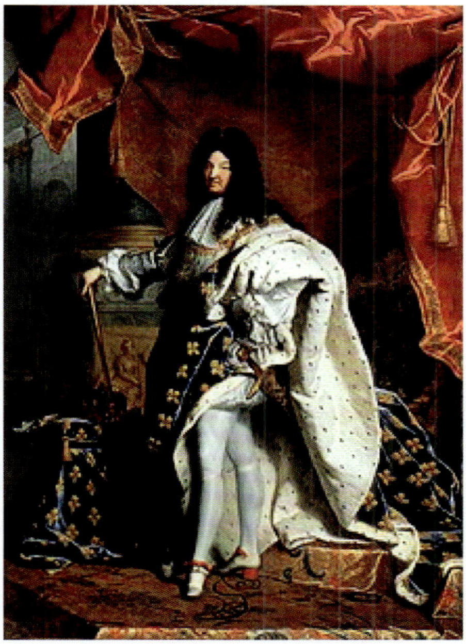

Portrait von Louis XIV; Hyacinthe Rigaud, ca. 1701

Gemäß der damals geläufigen Lehrmeinung, nur ein leerer Darm sei ein gesunder Darm, erhielt der Monarch täglich große Mengen Abführmittel, selbstverständlich nur von erster Güte. Als die Ärzte seines Vertrauens, Dr. Daquin, Dr. Vallon und Dr. Faggon, nach jahrelanger Misshandlung seiner Eingeweide ein faustgroßes, blutendes Geschwür am After entdecken, wird einer von Frankreichs renommiertesten Chirurgen, Dr. Felix, gebeten, zum Messer zu greifen. Da ein so wertvolles Hinterteil nicht ohne notwendige Sicherheitsvorkehrungen behandelt werden soll, werden als Übung zahllose Untertanen mit ähnlichen Geschwüren aufgesucht und probeweise operiert – sehr zur Freude des örtlichen Bestattungsgewerbes.
Louis selbst überlebte die Operation, wenn auch unter großen Schmerzen. Im Anschluss wurde er direkt zur Ader gelassen. Lange Zeit postulierten Historiker, der Souverän sei auch zahnmedizinisch nicht vor dem Eifer seiner Ärzte bewahrt worden. Dr. Daquin, fest überzeugt, dass jeder Zahn früher oder später unaufhaltsam zu faulen beginne und die gefährlichste Infektionsquelle im menschlichen Körper darstelle, habe entschieden, dass Ludwig XIV. prophylaktisch alle Zähne zu ziehen seien. Dabei sei der Unterkiefer gebrochen und ein so großes Stück Gaumen herausgerissen worden, sodass Ludwig XIV. nur noch habe Suppen und Brei zu sich nehmen können. Trank er, so sprudelte die Hälfte des Weines direkt wieder zur Nase heraus. Daquin versuchte immerhin, einer Infektion der Wunden vorzubeugen und brannte die Öffnung mit glühenden Eisen aus. So zumindest lautete die von zahlreichen Historikern bis vor kurzem postulierte Geschichte, die vor dem Hintergrund der in der frühen Neuzeit oftmals unwissenschaftlichen und barbarisch anmutenden ärztlichen Methoden glaubhaft hätte sein können.
Neuere Recherchen belegen jedoch, dass die Geschichten um seine Zahnbehandlungen nichts als Legenden sind. Vielmehr ist überliefert, dass der Sonnenkönig seit Geburt unter Zahnproblemen litt, was zusammen mit seiner Vorliebe für süße Speisen und Getränke, er pflegte Aprikosensirup pur zu trinken, für häufige Episoden rezidivierender Zahnschmerzen sorgte. Dass das beim damaligen Stand der Zahnmedizin, in der zahnerhaltende Methoden kaum verbreitet waren, zur schrittweisen Extraktion aller Zähne führte, liegt auf der Hand – Komplikationen wie Kieferschäden sind dabei damals wie heute möglich. Hinzu kamen mehrere durch den Zahnverfall und symptomatische Behandlungsversuche mit Nelkenöl bedingte Abszesse und rezidivierende Entzündungen.

Prophylaktisch wurde bei deren Behandlung jedoch, entgegen zahlreicher überlieferter Anekdoten, nie vorgegangen. Die Geschichten um die Zahngesundheit des Sonnenkönigs bleiben jedoch trotzdem spannende Episoden der Medizingeschichte.

4.2 Lage- und Richtungsbezeichnungen in der Zahnheilkunde

Allgemeine Lage- und Richtungsbezeichnungen am Schädel

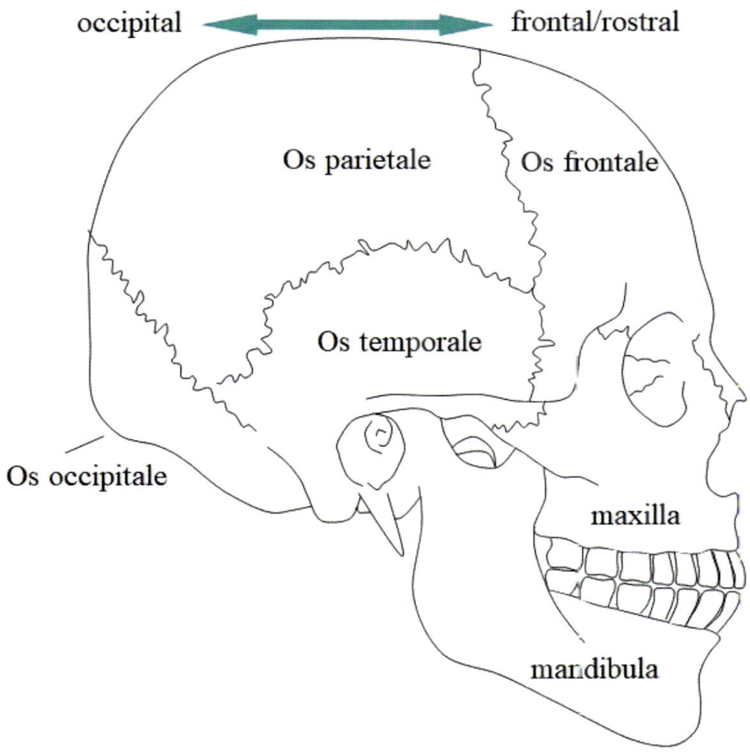

Auch am Schädel gilt, dass Richtungsbezeichnungen den anatomischen Strukturen entstammen. So sind gängige Bezeichnungen am Schädel *parietal,* wörtlich *zur Wand gelegen,* bezogen auf das Os parietale, und *temporal*, abgeleitet von Os temporale, zur Schläfe hin gelegen. Die Bezeichnung *rostral*, die eine dem Terminus *frontal* ähnliche Bedeutung ausdrückt, ist wörtlich mit *schnabelwärts* zu übersetzen.

Lage- und Richtungsbezeichnungen der Zähne

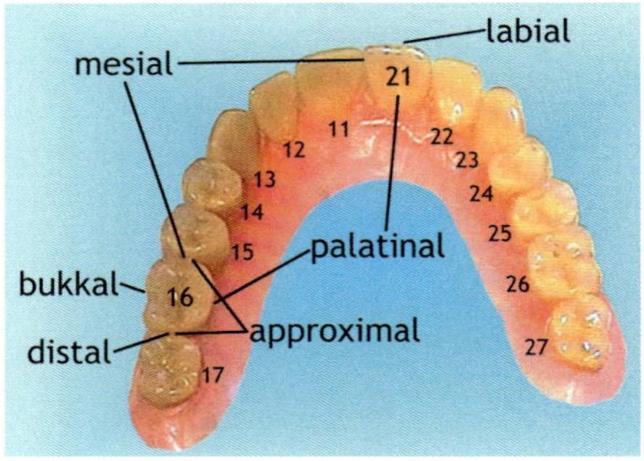

Da die Zähne im menschlichen Gebiss in Bogenform angeordnet sind, sind viele der klassischen Bezeichnungen wie *medial* und *distal* wenig hilfreich. Ersetzt werden sie durch Bezeichnungen, welche die Anatomie der Mundhöhle als Referenz heranziehen. An Stelle des Begriffes *medial* tritt *mesial*, zur Mitte des Zahnbogens hin gelegen, die Bezeichnung *distal* steht im Mundbereich sehr spezifisch für eine Lage zum Ende des Zahnbogens hin (also praktisch nach „hinten", auch aboral genannt).

Besonders häufig werden so die Flächen der Zähne benannt. Sowohl die mesiale als auch die distale Seite eines Zahnes wird unspezifisch als *facies approximalis* bezeichnet (dem Nachbarzahn zugewandte Seite). Die dem Vestibulum (Mundvorhof) zugewandte Seite wird als *vestibulär*[1] bezeichnet, im Seitenzahnbereich synonym zu *buccal* (wangenseitig) und im Frontzahnbereich zu *labial*, lippenwärts. Die der vestibulären Seite gegenüberliegende Fläche wird allgemein als *oral* bezeichnet, am Oberkiefer auch als *palatinal* (gaumenwärts), am Unterkiefer als *lingual* (zungenwärts). Die Kauflächen werden im Frontzahnbereich als *inzisal,* im Seitenzahnbereich als *okklusal* oder *mastikal* bezeichnet. Lage- und Richtungsbezeichnungen können mittels Bindevokal zusammengefasst werden, sodass aus *mesial* und *buccal* die Angabe *mesiobuccal* entsteht.

An einzelnen Zähnen orientieren sich die Lagebezeichnungen analog zu anderen Körperregionen und Organen an den anatomischen Strukturen: *Radikulär*, an der Zahnwurzel, *apikal*, an der Wurzelspitze, *zervikal*, am Zahnhals, *koronal* an der Zahnkrone.

[1] Achtung: In anderen Fachdisziplinen kommt dem Begriff *vestibulär* die Bedeutung „Auf das Gleichgewichtsorgan bezogen" zu, da der Terminus *Vestibulum* auch dieses bezeichnet

4.3 Anatomie von Kopf- und Mundbereich: Ein Überblick

Im folgenden Abschnitt werden Grundlagen der Anatomie des Kopfes besprochen, um die anatomische Fachsprache in ihrer Anwendung darzustellen und die Vokabeln mit einem Anwendungsbezug zu verknüpfen. Der Umfang, in dem eine Struktur in Folge besprochen wird, richtet sich nach deren Bedeutung für die Zahnheilkunde.

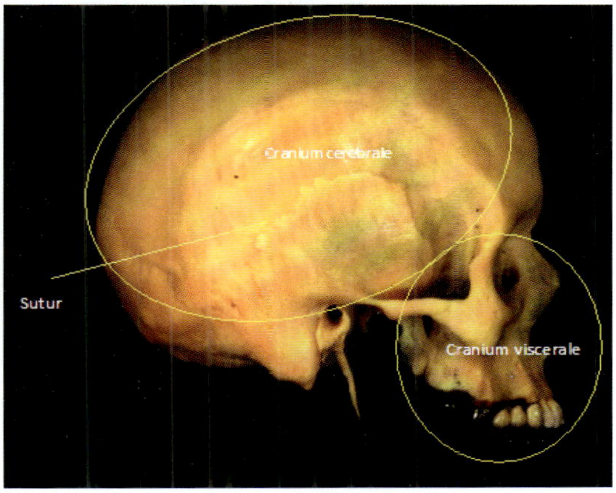

Orientierung am Schädel: Knochen und Regionen

Das Cranium wird aus acht paarigen und sechs unpaarigen Knochen gebildet. Als einziger Knochen ist der Unterkiefer (*Mandibula*, von *mandere* = kauen) mit den anderen gelenkig verbunden. Unterteilt wird der knöcherne Schädel in ein *Cranium viscerale* (der Gesichtschädel) und ein *Cranium cerebrale* (auch Neurocranium). Da Mund und Rachen bereits den Verdauungsorganen zugerechnet werden, ist *Cranium viscerale* wörtlich mit Eingeweideschädel zu übersetzen. Der Gesichtsschädel umfasst das Nasen- und Kieferskelett, sowie die *Orbita*, die Augenhöhle. (von lat. *orbis* = Kreis) und die Mundhöhle.

Die Knochen, aus denen das Neurocranium besteht, bilden zusammen eine geschlossene Kapsel, deren obere Anteile als Schädelkalotte bezeichnet wird. Die Einzelknochen sind über Suturen (*Sutura; Suturae* = die Naht; von *suere* = nähen) miteinander verbunden. Bei Geburt noch bindegewebig, verknöchern diese postnatal.

Die Mandibula ist gelenkig mit der Schädelbasis verbunden. Sie trägt die unteren Zähne und hat einen hufeisenförmigen Körper (*Corpus mandibulae*) mit zwei aufsteigenden Ästen (*Rami mandibulae*). Corpus und Rami stehen in einem bestimmten Winkel zueinander und bilden den *Angulus* (*Angulus, Anguli* = Winkel) *mandibulae.* Der Ramus wird auch als *Collum* (*Collum, Colli* = der Hals) mandibulae bezeichnet, der in einem abgerundeten Gelenkfortsatz endet, dem *Processus condylaris* (*Condylus, Condyli* = der Gelenkhöcker, Gelenkkopf) und dem gegenüberliegenden *Processus coronoideus* (*coronoideus, coronoides* = hakenähnlich; krähenschnabelähnlich). Beide Processus dienen als Muskelansatzstellen für Kaumuskeln. Der Processus condylaris endet im *Caput mandibulae*, dem Gelenkkopf.

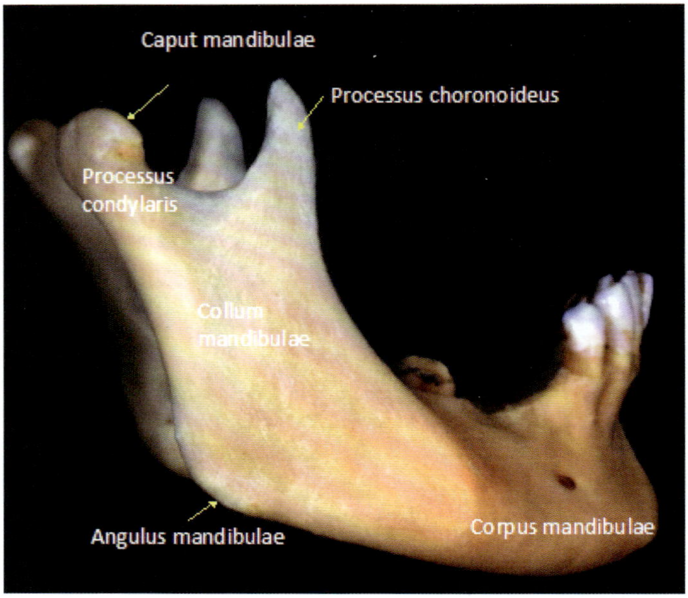

Zur genaueren Orientierung wird der Kopf in Regionen eingeteilt. Sie sind in der Regel nach den Knochen benannt, die in der jeweiligen Region liegen. Von außen unterscheiden wir frontal von cranial nach caudal folgende Regionen:

- *Regio orbitalis*, liegt um die Augenhöhle (= Orbita) herum und umfasst die Orbita, die um das Auge liegenden mimischen Muskeln (*Musculi orbicularis oculi* von *oculus; oculi* = das Auge) und die Haut darüber
- *Regio nasalis*, liegt um die Nase herum und umfasst das knöcherne Nasenbein (*Os nasale*; paarig angelegt = *Os, Ossis* = der Knochen; *nasus, nasi* = die Nase; *nasalis* = zur Nase gehörend), die mimischen Muskeln dort, sowie die Haut darüber
- *Regio infraorbitalis*, liegt unter (*infra* = unterhalb von) der Orbita
- *Regio zygomatica*, liegt neben der Regio infraorbitalis und über dem Os *zygomaticum* (*zygomaticus* = zum Jochbogen gehörend; Verbindung von Stirn- und Schläfenbein)
- Regio *auricularis*, geht schon etwas nach lateral über und umfasst die Haut vor der Ohrmuschel (*Auris* = das Ohr); hier bezeichnet es die Region vor der Ohrmuschel, dort finden wir keine spezifische mimische Muskulatur
- Regio *buccalis* (*bucca, buccae* = die Backe), bezeichnet die Wangenregion
- Regio *oralis* (*Os, oris* = der Mund; *oralis* = zum Munde gehörend), liegt um den Mund herum und umfasst die Lippen, die mimischen Muskeln, die die Lippen bewegen und die Haut darüber
- Regio *mentalis* (*Mentum, Menti* = das Kinn), bezeichnet die Kinnregion

Lateral gelten von proximal nach distal folgende Bezeichnungen:

- *Regio frontalis*, liegt über dem *Os frontale* (von *frons, frontis* = die Stirn; *frontalis*: zur Stirn gehörend; *Os frontale* = das Stirnbein)
- *Regio parietalis*, liegt über den paarig angelegten *Ossa* (Plural von Os) *parietalis* (*paries, parietis* = die Wand; *Os parietalis* = das Scheitelbein)
- *Regio temporalis*, liegt caudal bzw. distal der *Regio parietalis* über dem *Os temporalis* (*tempora, temporum* = die Schläfe; der Name kommt daher, dass an den Schläfen die ersten grauen Haare erkennbar sind und dort die Zeit (=*tempus*) des Alterns sichtbar wird; *Os temporale* = das Schläfenbein)
- *Regio auricularis* (*Auris* = das Ohr; man unterscheidet hier die *Auris externa* (= außen liegend = Ohrmuschel; *Auris media* = mittig gelegen = Mittelohr und die *Auris interna* = innen gelegen = Innenohr), bezeichnet hier die äußere Ohrmuschel
- *Regio mastoidea* (*mastoideus* = brustwarzenförmig), liegt hinter der *Regio auricularis* über dem Prozessus (*Processus* = der Fortsatz; von *procedere* = vorwärts gehen) mastoideus
- *Regio occipitalis* (*Occiput* = das Hinterhaupt), über dem Os occipitale

Das Gehirn

Das *Cranium cerebrale* umschließt das Gehirn (lat. *Cerebrum*)[2] Gegliedert wird es in das Großhirn (*Telencephalon*), in dem die aktive Denkleistung stattfindet. An dieses schließen sich das Mittelhirn (*Diencephalon*) und der Hirnstamm (*Truncus cerebri* aus Mittelhirn – *Mesencephalon*, Pons und *Medulla oblongata*) an.

In diesen Bereichen liegen wichtige vegetative Kontrollzentren, welche die Steuerung vitaler Funktionen übernehmen. Nach okzipital ist die Pons mit dem Kleinhirn, dem *Cerebellum* (Verkleinerungsform von *Cerebrum*) verbunden, das insbesondere im Bereich Koordination und Motorik wichtige Aufgaben übernimmt.

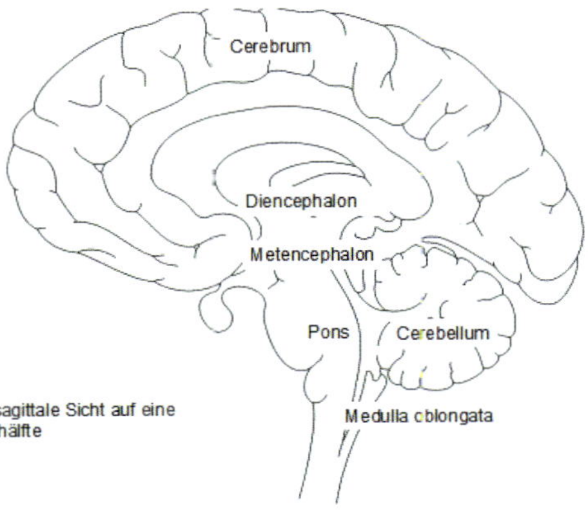

Mediosagittale Sicht auf eine Gehirnhälfte

[2] Achtung: In der Anatomie bezeichnet *Cerebrum* ausschließlich das Großhirn.

Der Gesichtsbereich

Die zur nonverbalen Kommunikation wichtige Muskulatur des Gesichtes wird als *mimische Muskulatur* bezeichnet. Innerviert werden sie vom *Nervus facialis.* Dessen Name ergibt sich aus dem Innervationsgebiet des Nerven, dem Gesicht[3]. Meist sind die mimischen Muskeln nach ihrer Funktion benannt. Ein Beispiel dafür ist der *Musculus levator anguli oris*, der die Mundwinkel nach oben zieht. Sein Name setzt sich aus folgenden Bausteinen zusammen: *Musculus*, der Muskel; *Levator*, der Heber, *Angulus*, der Winkel und *os*, der Mund (hier als Genitivattribut *oris*, zum Mund gehörend). Innerviert wird dieser Muskel in der Regel von den *Rami buccales nervi facialis.* Auch Arterien und Venen haben eine eigene Nomenklatur. Die Arterien sind häufig nach ihren Versorgungsgebieten benannt. Die *Arteria facialis* versorgt, wie der *Nervus facialis*, den Gesichtsbereich. Die *Arteria maxillaris*, die Hauptarterie des Kopfes, versorgt einen großen Teil der *Maxilla* (*Maxilla, Maxillae* = der Oberkiefer). Allerdings schickt sie sehr viele Abgänge in sehr viele Versorgungsgebiete, unter anderem auch nach intrakraniell zur harten Hirnhaut, der *Dura mater* (äußere Hirnhaut, welche die anderen Meningen und das Gehirn umhüllt). Die dorthin ziehende Arterie wird ebenfalls nach ihrem Versorgungsgebiet als *Arteria meningea media* benannt. Die Venen im Kopfbereich sind oft nach ihrer Lage benannt, so beispielsweise die *Vena retromandibularis* (*retro* =hinter), sie verläuft hinter der Mandibula.

Während der Nervus facialis die mimischen Muskeln versorgt, also motorisch innerviert, werden sensorische Informationen aus dem Gesichtsbereich über den *Nervus trigeminus* (*trigeminus* = dreifach, dreimal vorhanden bzw. in drei Teile zerlegt) an das Gehirn übermittelt. Seinem Namen Rechnung tragend teilt sich der Nerv in drei Teile: *Nervus mandibularis*, *Nervus maxillaris* und *Nervus ophthalmicus* (*Ophthalmicus* = zum Auge gehörend). Nervus mandibularis und maxillaris verlaufen lange Strecken intraossär (Innerhalb der Kieferknochen) und versorgen ihren Bezeichnungen entsprechend jeweils Mandibula und Maxilla, sowie zugehörige Strukturen wie Zähne, Zahnfleisch (*Gingiva, Gingivae* = das Zahnfleisch), die Zunge in den vorderen 2/3, die *Sinus* (*Sinus, Sinus* = die Vertiefung, der Busen) *paranasales* (*paranasalis* = neben der Nasenhöhle liegend; Sinus paranasales = Nasennebenhöhlen) und die Haut des Kopfes sensibel. Der *Nervus ophthalmicus* innerviert den *Bulbus* (*Bulbus, Bulbi* = Zwiebel) *oculi* (*Bulbus oculi* = Augapfel) und die Stirn sensibel.

Auch der Nervus trigeminus verfügt über motoriosche Anteile, diese versorgen jedoch nicht die mimische Muskulatur, über den *Nervus mandibularis* werden tiefere Muskeln wie die Kaumuskeln innerviert. Hirnnerven, wie die angesprochenen Nervi facialis und trigeminus, haben ihren Ursprung im Hirnstamm. Sie ziehen dann einen mehr

[3] Insbesondere in anderen Regionen des Körpers sind Nerven nicht immer nach ihrem Innervationsgebiet benannt. Genaueres erfahren Sie im Anatomiekurs.

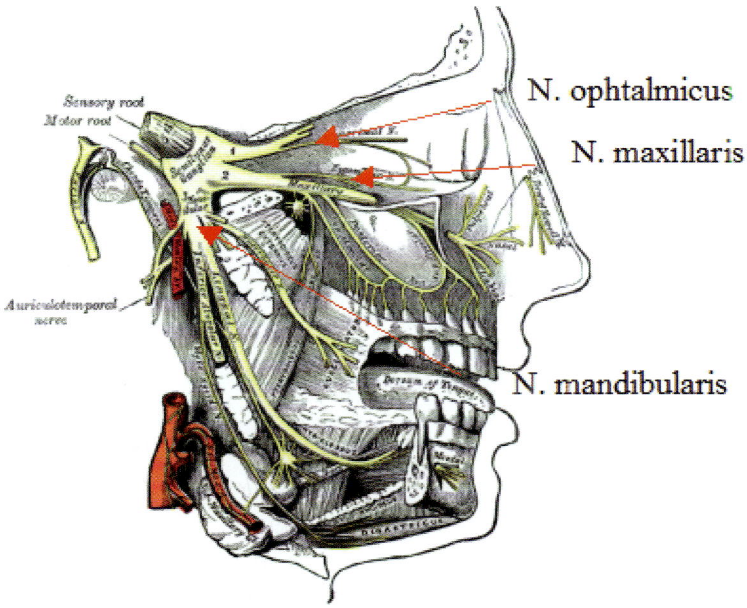

Verlauf der Äste des N. trigeminus

oder weniger weiten Weg intrakraniell (*intra* = innerhalb, *cranium* = der Schädel) bis sie durch bestimmte *Foramina* (Löcher) aus dem Schädel austreten, um zu ihren Zielstrukturen zu ziehen. Durch die Foramina treten die Gehirnnerven aus dem Schädel aus, Arterien (sauerstoffreiche Versorgung der Strukturen) ziehen in den Schädel hinein und Venen (Abtransport des sauerstoffarmen Blutes) treten aus dem Schädel hinaus.

Die Schädelbasis

Die eben benannten Foramina liegen in der Schädelbasis (*Basis cranii*). Ihre Nomenklatur bezieht sich entweder auf die Lage, die Form der Foramina oder der durchtretenden Strukturen. Ein Beispiel dafür ist das *Foramen rotundum* (*rotundus* = rund), Der *Sulcus* (*Sulcus, Sulci* = die Furche) *caroticus* (*Carotis, Carotidis* = die Kopfschlagader) ist nach der in ihm verlaufenden *Arteria carotis interna* benannt. Die *Fissura orbitalis superior* hingegen, die nach ihrer Lage im oberen Teil der Augenhöhle benannt. Unterschieden werden die innere Schädelbasis (*Basis cranii interna*) und die äußere Schädelbasis (*Basis cranii externa).* Auffällig sind auch die drei Terrassen, die *Fossa* (*Fossa, Fossae* = Grube) *cranii anterior* (*anterior, anterioris* = vorn liegend), die *Fossa cranii media* (*medius* = in der Mitte liegend) und die *Fossa cranii posterior* (*posterior, posterioris* =

der hintere). Die gesamte Schädelbasis ist dabei sehr komplex aufgebaut und enthält Strukturen wie die Choanen (Verbindung zwischen Mund- und Nasenhöhle) sowie Ursprungspunkte von Muskeln wie vieler Kaumuskeln und des Gaumensegels, das den weichen Anteil des Gaumens bildet. Im Palatum *durum* (*durus* = hart) finden sich ebenfalls Durchtrittsstellen: die Foramina palatina majus (major, majoris = groß) et minus (minor, minoris = klein), durch die die gleichnamigen Arterien, Venen und Nerven treten, um die Blutversorgung und Innervation der Schleimhaut des Gaumens zu gewährleisten. In diesem Bereich sind auch gut die Zähne zu sehen, die in den *Alveolen* (*Alveolus, Alveoli* = die kleine Aushöhlung) stecken.

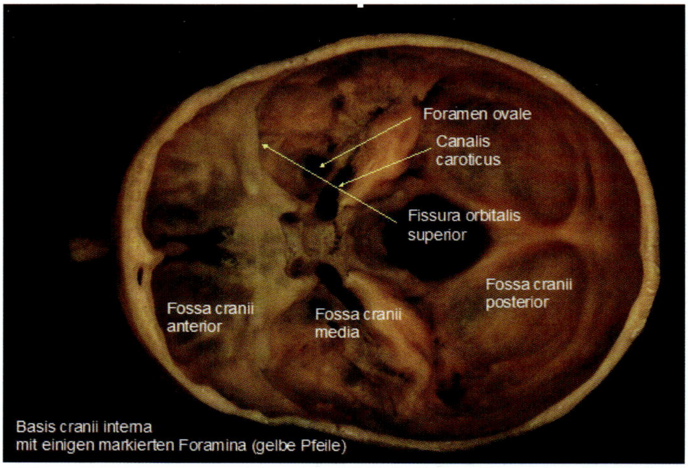

Der Mundbereich

Der Mundbereich ist der Beginn unseres Verdauungstraktes. Dort wird die Nahrung durch die Zähne zerkleinert und durch den Speichel anverdaut, weshalb er anatomisch gesehen zu den Eingeweiden gehört. Nach außen wird der Mundraum durch die Lippen (*Labia)* begrenzt. Dabei werden eine Oberlippe, *Labium superior* und eine Unterlippe, *Labium inferior* unterschieden. Die beiden Lippen sind durch die *Rima* (Rima = Spalte) *oris* getrennt, die in den Mundwinkeln, den *Anguli* (*Angulus* = der Winkel) *oris* enden. Die Mundspalte projiziert sich auf die Schneidekante der oberen Frontzähne, den *Incisivi* (*Incisivus* = zum Schneiden geeignet) und endet bei ernstem Gesichtsausdruck im Bereich der Eckzähne, den *Dentes* (*Dens, Dentis* = der Zahn) *canini* (cane = der Hund). *Caudal* der Rima oris gelegen befindet sich das Kinn, das *Mentum.* Hinter den Lippen befindet sich das *Vestibulum* (*Vestibulum* = Vorhof) *oris*, der Raum zwischen den beiden Zahnreihen und der inneren Schleimhaut der Lippen und Wangen (lat.: *Buccae*). In das *Vestibulum oris* münden mehrere Speicheldrüsen, die *Glandulae salivatoriae.*

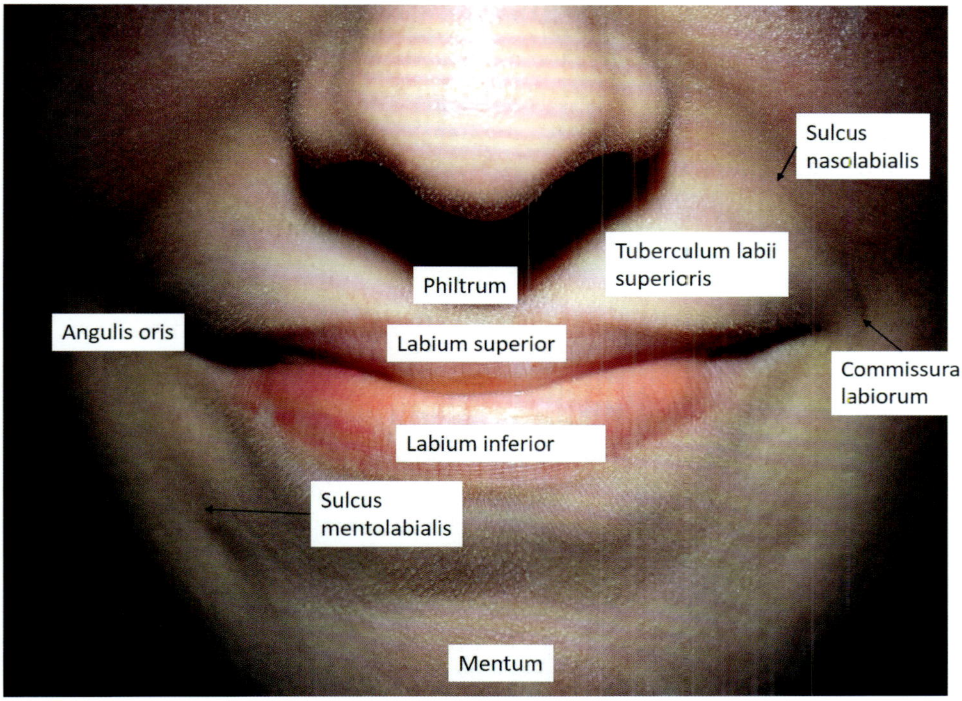

Gebiss und Zähne

Das residente (bleibende) Gebiss eines Erwachsenen enthält in der Regel insgesamt 32 Zähne (*Dens* = der Zahn). Um zu gewährleisten, dass die Nahrung beim Kauen zuverlässig zerkleinert wird, sind die Zähne mit der härtesten Substanz des menschlichen Körpers, dem Zahnschmelz (*Substantia adamantina,* wörtl.: *Diamantsubstanz*, auch lat.: *Enamelum*) überzogen. Als Folge der natürlichen omnivoren (*Allesesser* von *omnis* = alles) Ernährungsweise des Menschen sind die Zähne nicht gleichförmig gebaut. Es wird hier von *Heterodontie* (*heteros* = verschieden) gesprochen. Durch die vielfältige Ernährung muss das Gebiss verschiedene Aufgaben wie Zerschneiden, Zerkleinern, Zerreiben und Zermahlen von Nahrung meistern.

Ein erwachsenes Gebiss setzt sich daher aus den folgenden spezialisierten Zähnen zusammen:

- Schneidezähne (*Incisivus* = zum Schneiden geeignet)
- Eckzähne (*Dens caninus*: *Dens,* = *der Zahn, caninus* = der Eckzahn)
- die vorderen Backenzähne (*Prämolares*: prä = vor; *molaris* = mühlsteinartig)
- die hinteren Backenzähne (*Molares*). Zusätzlich verfügen einige Menschen über Weisheitszähne (*Dentes sapientes*).

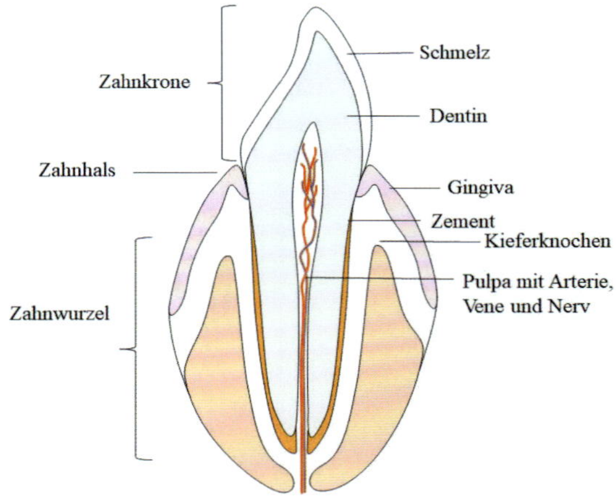

Die Zähne bestehen aus einer Wurzel (*Radix dentis* = die Zahnwurzel), dem Zahnhals (*Collum dentis* = *Collum, Colli* = der Hals, auch *Cervix dentis*) und der Zahnkrone (Corona dentis = Corona, Coronae = der Kranz). Die äußerste Schicht des Zahnes stellt im Bereich der Krone der Zahnschmelz dar. Am Zahnhals geht der Schmelz in das *Wurzelzement* über, das die äußerste Zahnschicht an der Zahnwurzel bildet. Darunter ist der Zahn aus *dentin* – dem Zahnbein – aufgebaut. In der Mitte des Zahnes befindet sich die *pulpa*, in der über den Wurzelkanal eintretende Blutgefäße und Nerven zur Versorgung des Zahnes verlaufen. Mit ihren gebogenen Wurzeln sind die Zähne fest im Kieferknochen verankert. Der feste Halt wird durch den komplexen Zahnhalteapparat, das *Parodontium* (*para* =neben) gewährleistet. Bindegewebige Fasern ziehen vom Alveolarfortsatz des Kieferknochens zur Zahnwurzel, eine knöcherne Verbindung besteht nicht. Im Bereich des Zahnhalses kommt dem Zahnfleisch (*gingiva*) eine wichtige Rolle bei der Stabilisierung des Zahnes zu.

Anhand der Anordnung der Zähne werden die Kiefer in Quadranten eingeteilt. Im adulten Gebiss befinden sich in jedem Quadranten jeweils folgende Zähne:

- 2 *Incisivi*
- 1 *Dens caninus*
- 2 *Prämolares*
- 3 *Molares.*

Die Quadranten werden in einer bestimmten Reihenfolge gezählt: Im Oberkiefer rechts liegt der 1. Quadrant, oben links der 2. Quadrant, Im Unterkiefer links befindet sich der 3. Quadrant, unten rechts der 4. Zusammen mit den Zahnzahlen ergibt diese Einteilung das für Zahnärzte relevante Gebissschema. Die Zahnzahlen ergeben sich durch Zählen von der Mittellinie (1. Incisivus) nach distal. Das Gebissschema setzt sich aus Nummern des Quadranten und der Zähne zusammen. Es ergibt sich beispielsweise für den 1. Zahn, also den 1. Incisivus, im 1. Quadranten die Nummer: 11, für den 2. Incisivus: 12 und so fort. Im Milchgebiss weicht die Benennung der Quadranten hiervon ab. Der rechte obere Quadrant wird als 5. Quadrant bezeichnet, der linke obere als 6. Quadrant und die unteren Quadranten werden von links nach rechts als 7.und 8. Quadrant bezeichnet.

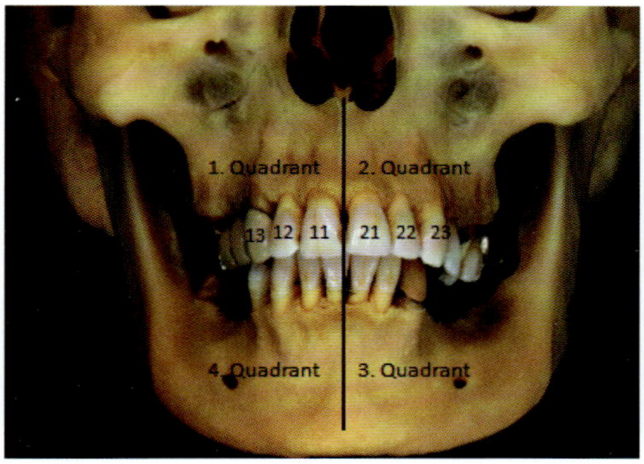

Quadranten

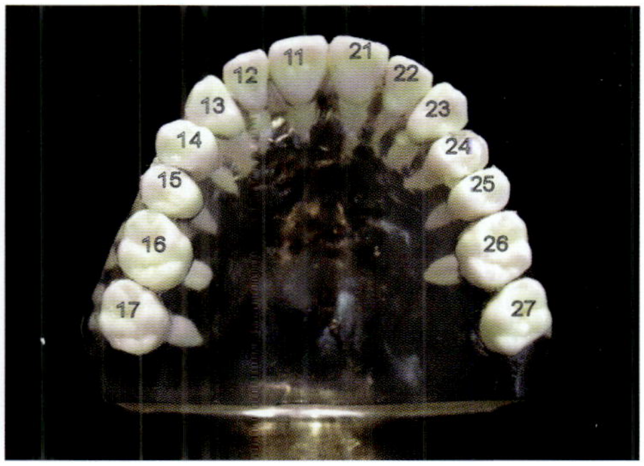

Zahnschema (Oberkiefer)

Entstehung des Zahnschemas

„8er-ex“, „Apikalkaries an eins-drei“. Die Orientierung anhand des Zahnschemas ist im Praxisalltag nicht mehr wegzudenken. Dabei ist das in Deutschland gebräuchliche Zahnschema erst seit 1970 geläufig. Eingeführt wurde es von der FDI (Fédération Dentaire Internationale), in der zu dieser Zeit nach einer Möglichkeit gesucht wurde, Zähne in forensischen Gutachten einheitlich zu benennen. Entwickelt wurde das System vom Berliner Zahnarzt Joachim Viohl. Dieser hatte die Grundidee, die Zähne mittels Zahlencodes zu bezeichnen, vom österreichischen Pädiater Clemens von Pirquet übernommen. Dessen Codes waren jedoch deutlich länger. Dass Viohl Kürzungen an den Bezeichnungen vornehmen musste, ist eine der ersten Folgen von Digitalisierung in der Zahnmedizin: Im damals gebräuchlichen EDV-System konnten auf einer Lochkarte, dem damals üblichen Datenträger, maximal 80 Zeichen dargestellt werden. Mittels Viohls System konnten die 32 Zähne des Menschen in Zweizahlenkombinationen als insgesamt 64 Zeichen abgespeichert werden, das Zahnschema wurde somit digitalisiert und zum Computersystem kompatibel.

Noch heute ist das FDI-Zahnschema nach Viohl in Deutschland vorherrschend und wurde auch von der WHO adoptiert. International sind allerdings eine Vielzahl weiterer Zahnschemata geläufig, so nutzt die US-Armee beispielsweise ein eigenes, abweichendes System.

Die Zähne und das Gebiss sind so gebaut, dass die Zähne bei geschlossenem Mund ineinander passen. Dabei spricht man von *Okklusion* (*occludere* = verschließen) des Gebisses. Dafür ist der obere Zahnbogen weiter und größer als der untere gebaut. Bei entspannter Okklusion überdecken die Zähne der *Maxilla* (*Maxilla, Maxillae* = der Oberkiefer) die der *Mandibula* (*Mandibula; Mandibulae* = Unterkiefer; von *mandere* = kauen), sodass die Mundhöhle nach außen abgedeckt ist.

Innere Mundhöhle, Schlund und Rachen

Hinter den Zahnreihen liegt die *Cavitas* (*Cavus* = hohl; *Cavitas, Cavitatis* = die Höhle) *oris propia* (*proprius* = allein gehörend, bezeichnend). Die Mundhöhle besteht hauptsächlich aus Weichteilen. Nur das kranial gelegene Dach der Mundhöhle, der Gaumen (*Palatum, Palati* = der Gaumen), hat einen knöchernen Anteil, den *Palatum durum*. Ihm anschließend folgt das Gaumensegel, das *Velum* (*Velum, Veli* = Segel) *palatini*, das den weichen Gaumen (*Palatum molle*) bildet.

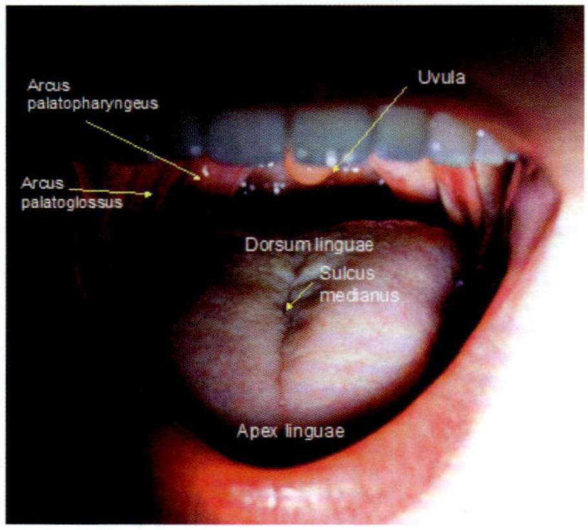

Das Gaumensegel besteht aus zwei verschiedenen Muskeln, dem Gaumenheber *Musculus veli palatini* und dem Gaumenspanner *Musculus tensor veli palatini*, die für den Schluckakt von Bedeutung sind. Weiter nach distal ist die Cavitas oris durch zwei Gaumenbögen begrenzt. Die größte Struktur der cavitas oris propria ist die Zunge (*Lingua*). Sie dient der Nahrungsaufnahme, der Lautbildung und der Sensorik (Geschmack und Textur). Unterteilt wird sie in *Radix linguae* und *Corpus linguae*. Der Corpus linguae endet nach proximal im *Apex linguae*. Gaumenwärts liegt der Zungenrücken (*Dorsum linguae*), der durch die Seitenränder, *Margines* (*Margo, Marginis* = der Rand) *laterales*, gegen die *Facies inferior linguae*, die Unterseite, abgegrenzt ist. Von der *Facies inferior linguae* zieht die *Basis linguae* in die sogenannte *suprahyale* (*supra* = oberhalb) Muskulatur, die auch das *Diaphragma oris* (Mundboden) bildet.

4.4 Übungen

1. Lage- und Richtungsbezeichnungen
   a) Welche Achse bildet der Pfeil bei Wilhelm Tells Apfelschuss? ....
   ....
   b) In welcher Ebene sind die folgenden Aufnahmen angefertigt?

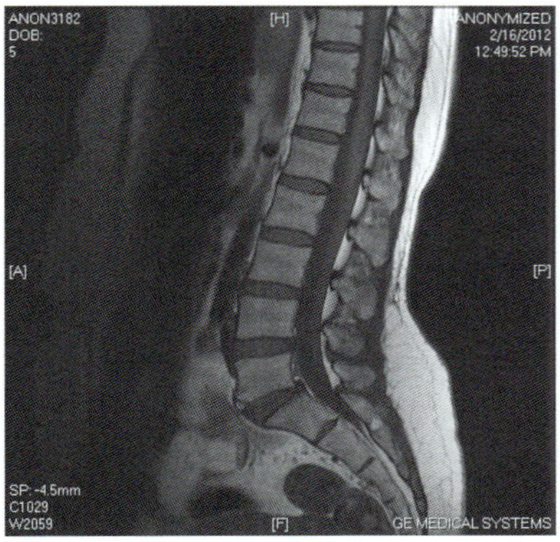

A) ....

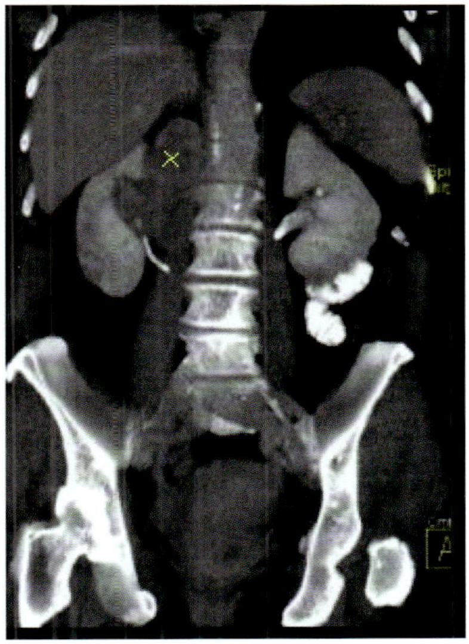

B) ....

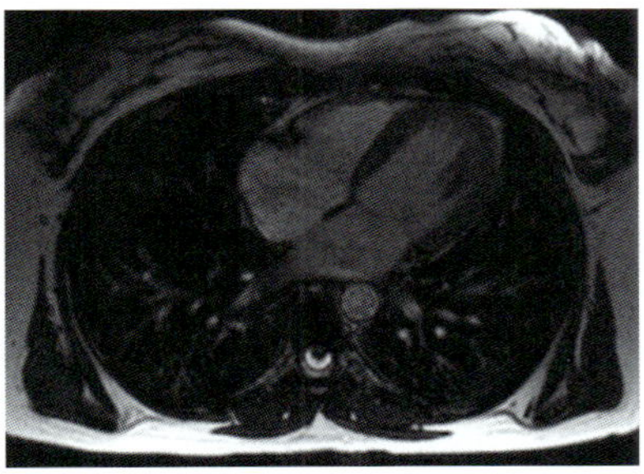

C) ....

2. Bilden Sie Gegensatzpaare:
   a) internus: ....
   b) distalis: ....
   c) plantaris: ....
   d) parietalis: ....
   e) radialis: ....
   f) mesial: ....
   g) palatinal: ....
   h) buccal: ....

i) lingual: ....

3. Nennen Sie die beiden Seiten des Zahnes, an denen Approximalkaries auftritt:

....

4. Nennen Sie Bezeichnungen, die folgende Begriffe weiter einteilen:
   a) vestibulär: ....
   b) oral: ....

5. Welche der gegebenen Richtungsbezeichnungen bilden ***kein*** Gegensatzpaar?
   a) frontalis/occipitalis
   b) dorsalis/ventralis
   c) dorsalis/palmaris
   d) plantaris/radialis
   e) caudalis/cranialis

6. In welchem der Fälle ist die zweite Lagebezeichnung ***nicht*** dazu geeignet, die erstgenannte genauer zu beschreiben?
   f) approximal, mesial
   g) approximal, labial
   h) vestibulär, buccal
   i) vestibulär, labial
   j) oral, palatinal

7. Welche dieser Regionen liegt ***nicht*** am Kopf?
   a) Regio temporalis
   b) Regio orbitalis
   c) Regio buccalis
   d) Regio epigastrica
   e) Regio zygomatica

8. Yvonne H. sucht Ihre Praxis auf, an Zahn 23 erblicken Sie Approximalkaries. Wo liegt die kariöse Stelle?
   a) An der Wurzelspitze
   b) Im Zahnzwischenraum (an der dem Nachbarzahn zugewandten Seite)
   c) An der facies vestibularis des Zahnes
   d) An der facies palatinalis
   e) Eine Lage an der mesialen Seite des Zahnes ist auszuschließen

Kapitel 5

Medizinische Terminologie in der Klinik

Giacomo Padrini, Nils Hansson

Während die anatomische Terminologie bis heute weitestgehend den Regeln der Nomina Anatomica folgt und somit zu großen Teilen aus lateinischen deklinierten Termini besteht, ist die klinische Fachsprache lebendiger und vielfältiger. Zwar ist für das korrekte Verständnis vieler klinischer Fachbegriffe ein Grundverständnis der lateinischen Sprachregeln und Vokabeln notwendig, im Vordergrund stehen in Praxis und Klinik jedoch dem Altgriechischen entstammende Wortstämme und Silben sowie zahlreiche eingedeutschte und neusprachliche Termini. Diese historisch gewachsene Fachsprache spiegelt die bewegte und lange Geschichte der Heilkunde in Europa wider. Häufig existieren dabei lateinische und griechische Begriffe als Synonyme. So wird der Kiefer je nach Kontext mit dem griechischen Begriff *gnathos* bezeichnet, oder mit den lateinischen Termini *maxilla* und *mandibula.*

5.1 Präfixe und Suffixe

Statt Mehrworttermini zu nutzen, werden in der klinischen Fachsprache neue Begriffe häufig gebildet, indem an einen Wortstamm Vor- und Nachsilben vorangestellt bzw. angehängt werden.

Präfixe

Als Vorsilben werden Präfixe dem Wortstamm vorangestellt:

inter + **dens** = interdental

↙ ↓ ↘

Präfix: *zwischen*

Substantiv: Der Zahn

Zwischen zwei Zähnen (als Ortsangabe)

Suffixe

Als Nachsilben werden Suffixe dem Wortstamm angehängt. Dabei sind sie in ihrer Bedeutung oft vielfältig und geben Aufschluss beispielsweise über ein Krankheitsgeschehen oder Untersuchungs-/Behandlungsverfahren:

Peri - odont - itis

↙ ↓ ↘

Präfix: *um, herum*

Substantiv: Der Zahn

Suffix: Entzündung

Am Beispiel wird deutlich, dass Suffixe und Präfixe dabei auch im selben Terminus auftreten können. Als Übersetzung ergibt sich die Entzündung des Zahnhalteapparats (Periodont – Gewebe, das den Zahn umgibt). Mit der Kenntnis der Grundbausteine (also der Wortstämme, sowie der Prä- und Suffixe) ist es deshalb gut möglich, sich neue Begriffe zu erschließen, die einem in Klinik und Praxis begegnen.

Tabellen mit wichtigen Prä- und Suffixen finden Sie ab Seite 116 des Vokabelteils.

5.2 Komposita

Eine weitere Möglichkeit, aus bekannten Worten einen neuen Terminus zu bilden, sind Komposita. Diese bestehen aus mehreren Worten, meist Substantiven, die mittels Bindevokal verbunden werden. Dadurch wird eine Beziehung zwischen den beteiligten Komponenten des Kompositums ausgedrückt:

Kraniomaxillofaziale Chirurgie

Cranion:	Maxilla:	Facies:
Der Schädel	Der (Ober-)kiefer	Das Gesicht

Diese Alternativbezeichnung für die Mund-, Kiefer-, Gesichtschirurgie zeigt, dass Komponenten dabei häufig eingedeutscht und nicht immer wörtlich übersetzt werden. **Hinweis:** Obschon *Maxilla* streng genommen lediglich den Oberkiefer bezeichnet, werden in einigen Fällen beide Kiefer allgemein als *Maxillae* bezeichnet. So ist eine bimaxilläre Umstellungsosteotomie eine Operation zur Korrektur von Kieferfehlstellungen, bei der beide Kiefer (Maxilla und Mandibula) osteotomiert und korrigiert werden.

5.3 Zahl- und Farbwörter

Ebenfalls in der klinischen Fachsprache bedeutsam sind Zahl- und Farbwörter. Häufig werden diese gebraucht, um Abweichungen vom Normalzustand und Symptome zu beschreiben, außerdem tragen viele Pathologien Zahl- oder Farbwörter im Namen. Dabei existieren synonyme Farb- und Zahlworte auf Griechisch und Latein.
Die Zahlwörter werden dabei weiter unterteilt in:

- Kardinalzahlen: Grundzahlen wie „eins“, „zwei“, „drei“
- Ordnungszahlen: Dienen der Bildung von Reihenfolgen: „der erste“
- Zahladverbien: Leiten sich von den Ordnungszahlen ab und werden neben- oder umstandswörtlich gebraucht: „erstens“, „zweitens“.
- Multiplikativa sind Vervielfältigungszahlen wie „einfach“ oder „zweifach“

Im Lateinischen werden Kardinal- und Ordnungszahlen wie Adjektive dekliniert.

Tabelle 25: Zahlworte

	Kardinalzahl	Ordnungszahl	Zahladverb	Multiplikativum
1	griech.: heis, mia, hen lat.: unus, -a, -um	protos primus, -a, -um	semel	haplos simplex
2	griech.: dyo lat.: duo, duae, duo	deuteros secundus, -a, -um	dis bis	diplos duplex
3	griech.: treis, tria lat.: tres, tria	tritos tertius, -a, -um	tris ter	triplos triplex
4	griech.: tettares, ra lat.: quattuor	quartus, -a, -um	quater	tetra
5	griech.: pente lat.: quinque	quintus, -a, -um		
6	griech.: hex, hexa lat: sex	sextus, -a, -um		
7	griech.: hepta lat.: septem	septimus. –a, -um		
8	griech.: okto lat.: octo	octavus –a, -um		
9	griech.: ennea lat.: novem	nonus, -a, -um		
10	griech.: deka Lat.: decem	decimus, -a, -um		

Tabelle 26: Farbbezeichnungen

Griechisch	Latein	Deutsch	Erläuterung
leukos	albus, candidus	weiß	Leukoplast Albino
	albugineus, albicans	weißlich	
	pallidus	blass, bleich	engl.: pale
polios	griseus, cinereus	grau	frz.: gris
melas, melaina, melan	niger	schwarz	Melanozyten
erythros	ruber	rot	Erythrozyt
porphyreos	purpureus	purpurrot	Porphyrie
pyrrhos	flammeus	feuerrot	pyrogen
rhodeos	roseus	rosa	Rhododendron
eos		Morgenröte	Göttin der Morgenröte
kirrhos	flavus	gelb	Zirrhose
xanthos	aureus	golden, gelb	Xanthelasmen (gelbe Platten an den Lidern)
phaios	fuscus	braun, dunkel	
chloros	viridis	(hell-)grün, gelbgrün	Chlorophyll
glaukos	caeruleus	blaugrün	Glaukom = grüner Star
kyaneos	lividus	blau	Zyanose

5.4 Weitere Elemente der klinischen Fachsprache

In der klinischen Fachsprache ebenfalls häufig anzutreffen sind *Eponyme*, also Eigennamen. Krankheiten, Methoden, klinische Zeichen und Ähnliches werden dabei nach Wissenschaftlern oder (Zahn-)ärzten benannt, beispielsweise nach dem Entdecker oder Entwickler. Ein Beispiel aus der Zahnmedizin ist die Bezeichnung *Turner-Zahn* für einen Zahn, der Defekte am Schmelz aufweist – benannt nach dem britischen Zahnarzt J. Turner.

Akronyme sind Abkürzungen, die aus den Anfangsbuchstaben eines Mehrwortterminus entstanden sind, so beispielsweise die Abkürzung EDV für elektronische Datenverarbeitung, oder IGeL für Individuelle Gesundheitsleistung.

5.5 Der Krankheitsverlauf

Neben den klassischen medizinischen Termini, die der lateinischen Sprache entstammen und deklinierbar sind, gibt es eine Vielzahl von Begriffen, die aus dem Lateinischen abgeleitet sind, jedoch nicht vollständig den Ursprungsbegriffen entsprechen. Folgende Begriffe werden oft verwendet, um den Verlauf einer Krankheit zu beschreiben:

- Die *Remission* (von lat. remittere, „nachlassen") bezeichnet das Nachlassen von Krankheitssymptomen und Beschwerden. Die Remission kann spontan, vollständig oder teilweise erfolgen.
- Das *Rezidiv* (von lat. recidere, „zurückfallen") bezeichnet einen Rückfall, das Wiederauftreten oder die Verschlechterung von Krankheitssymptomen und Beschwerden.
- Eine besonders heftige Form eines Rezidivs wird als *Exazerbation* (von lat. exacerbare, „aufbringen", „aufstacheln") bezeichnet. Synonym: *Rekrudeszenz.*
- Ist eine Erkrankung *refraktär*, spricht sie nur ungenügend auf Therapieversuche an.
- Ein *prolongierter* (*protrahierter)* Verlauf beschreibt eine verlängerte Dauer einer Krankheit. Treten Störungen *transitorisch* auf, so liegen sie nur vorübergehend vor.
- Eine *fulminante* Erkrankung tritt besonders plötzlich und mit starken Symptomen auf.
- Ist eine Krankheit *progredient/progressiv*, so schreitet sie voran und verschlimmert sich im Zeitverlauf.
- Besonders schlimm ist, wenn die Krankheit *infaust* verläuft, der Fall ist dann meist offensichtlich hoffnungslos, die Letalität (Sterblichkeit) ist hoch.
- Auch das Auftreten von Symptomen trägt einen Namen, man spricht von *Manifestation*. Symptome, die sich zeigen, werden also *manifest*.
- Allgemein bekannte Bezeichnungen sind *akut* (plötzlich, von lat. acutus, „scharf") und *chronisch* (von griech. chronos, „die Zeit", langsam entwickelnd und anhaltend).
- Eine *subakute* Erkrankung weist schwächere und weniger plötzliche Symptome auf als eine akute Erkrankung. Der zeitliche Verlauf liegt zwischen einer akuten und einer chronischen Erkrankung.
- Achtung: Eine *perakute* Krankheit tritt sehr plötzlich auf und ist oft tödlich! „Per" steht hier nicht für das Präfix „per" (um, herum), sondern ist eine verkürzte Form von „hyper".

5.6 Der Arztbrief

Zu den wichtigsten Kommunikationsmitteln im ärztlichen Alltag gehört der Arztbrief. Immer dann, wenn verschiedene Ärztinnen oder Ärzte gemeinsam einen Patienten behandeln, ist es essentiell, die Therapie und Diagnostik der verschiedenen beteiligten Fachrichtungen gut aufeinander abzustimmen. Deshalb kommunizieren die beteiligten Kollegen, indem der behandelnde Arzt einen Arztbrief verfasst und diesen dem Patienten sowie dessen Hausarzt zukommen lässt, welcher im Optimalfall als Koordinator wirkt, der fachärztliche Abklärung veranlasst. Es liegt also auf der Hand, dass es wichtig ist, Arztbriefe sorgfältig und präzise zu verfassen, sodass alle beteiligten Behandler missverständnisfrei über den Stand und das Ergebnis der Therapie informiert sind. Aufgrund der geringeren Anzahl zahnmedizinischer Spezialisierungen und den im zahnmedizinischen Bereich seltener notwendigen stationären Behandlungen spielt der Arztbrief in der Zahnmedizin eine im Vergleich zu dessen Bedeutung in der Humanmedizin untergeordnete Rolle. Sobald neben dem „normalen“ Zahnarzt jedoch Fachzahnärzte wie Oralchirurgen oder Kieferorthopäden beteiligt sind, werden auch in der Zahnmedizin Arztbriefe verfasst.
Ein Beispiel für solche Vorgänge in der Zahnmedizin stellt die Behandlung bei Dysgnathie (Fehlbiss durch Kieferfehlstellung). Zunächst erkennt der niedergelassene Zahnarzt, dass ein Fehlbiss vorliegt und verweist den Patienten an einen Kieferorthopäden. Dieser erhebt einen Befund und entscheidet, ob kleinere Korrekturen durch Veränderung der Zahnstellung genügen. Falls nicht, wird der Patient in der Mund-Kiefer- Gesichtschirurgie vorgestellt, die eine Op-Indikation prüft. Wird die Indikation zur Korrektur mittels Umstellungsosteotomie (Kieferumstellung) gestellt, beginnt eine intensive Zusammenarbeit mit dem Kieferorthopäden, der den Patienten durch Beeinflussung der Zahnstellung auf die spätere, korrekte Kieferstellung vorbereitet.

Aus der Mund-, Kiefer-, Gesichtschirurgie stammt auch folgender Originalarztbrief[4]:

MKG-Klinik am Seerosenpfuhl
Königsallee 1
40225 Düsseldorf
T: 0211-1208 F:0211-1209

Frau Dr. Karin Meis
Roßplatz 12
04103 Leipzig

Düsseldorf, den 26.03.2024

An den behandelnden Kieferorthopäden

Patient: Braun, Uschi, geb. 24.11.1994

Sehr geehrte Frau Kollegin,

vielen Dank für die freundliche Überweisung Ihrer Patientin **Braun, Uschi, geb. 24.11.1994**, die sich vom 22.03.2024 bis 26.03.2024 in unserer Behandlung befand.

Diagnose: Komplexe Dysgnathie mit transversalem Engstand im Oberkiefer.

Anamnese: Neben dem bekannten Fehlbiss beklagte die Patientin eine Nasenatmungsbehinderung. Keine Allergien, keine regelmäßige Medikamenteneinnahme.

Therapie: Nach eingehender Untersuchung führten wir am 22.03.2024 eine subtotale Oberkieferosteotomie mit Mittensplitting durch.

Verlauf und Empfehlung: Die Wundheilung gestaltete sich zeitgerecht. Die postoperativ durchgeführte radiologische Kontrolle ergab eine gute Stellung der Segmente. Zur Nachsorge haben wir mit der Patientin bereits einen Termin in unserer Ambulanz vereinbart. Am 25.03.2024 wurde die Distraktion begonnen. Sie sollte 1 mm/Tag nicht überschreiten. Wir haben die Patientin gebeten, sich nach Abschluss unserer Behandlung wieder bei Ihnen vorzustellen.
Wir bedanken uns herzlich für die Überweisung der Patientin und hoffen, Ihnen mit unseren Angaben gedient zu haben. Für Rückfragen stehen wir gerne zur Verfügung.

Mit kollegialen Grüßen,

Prof. Dr. Dr. Klaus Brinkmann
Direktor der Klinik

[4] Namen und Daten von Patienten und Behandlern sind aus Datenschutzgründen verfremdet, bzw. frei erfunden.

Aufgabe

Aufgabe: Was haben Sie verstanden? Besprechen Sie Ihre Erkenntnisse mit Ihrem Sitznachbarn.

Wichtige Bausteine eines Arztbriefes sind dabei:

1. Absender und Adressat mit Adresse und Telefon-/Faxnummer
2. Patientendaten mit Geburtsdatum und den Daten der Behandlung (Aufenthaltszeitraum, Tag der Operation)
3. Diagnose: An dieser Stelle werden bestehende Diagnosen und gegebenenfalls Vorerkrankungen genannt.
4. Therapie: In diesem Abschnitt wird beschrieben, welche Maßnahmen ergriffen wurden. Erfolgte die Vorstellung lediglich zur Diagnosenstellung oder -sicherung, entfällt dieser Abschnitt.
5. Verlauf: Hier wird der weitere Verlauf des Aufenthaltes beschrieben. Bei komplexen Fällen kann an dieser Stelle auch eine ausführliche *Epikrise* (reflektierter Abschlussbericht) treten, bei ambulanten Behandlungen kann der Verlauf entfallen.
6. Empfehlung: Insbesondere in komplexeren Fällen, die einer umfassenden Weiterbetreuung bedürfen, werden Empfehlungen zur weiteren Behandlung des Patienten gegeben. Außerdem wird der körperliche und geistige Zustand bei Entlassung dokumentiert.
7. Medikation: Bei multimorbiden Patienten, die regelmäßig viele Medikamente einnehmen, ist es wichtig, die Dokumentation bei Aufnahme *und* bei Entlassung zu dokumentieren und etwaige Änderungen kenntlich zu machen. Ausnahmen stellen oft ambulante Untersuchungen und Patienten, die keine Medikamente einnehmen, dar.
8. Grußformel, Name und Funktion des Verfassers

Je nach Situation kann ein Arztbrief also unterschiedliche Informationen enthalten, wichtig ist in jedem Fall ein gewissenhaftes Abfassen dieses zentralen Vehikels ärztlicher und zahnärztlicher Kommunikation.

5.7 Befundbeschreibung und Behandlungsplanung am Zahnschema

Das im 4. Kapitel (S. 57) bereits erläuterte FDI-Zahnschema nach Viohl wird von Zahnärzten genutzt, um den derzeitigen Zustand der Zähne zu beschreiben. Dabei kommen folgende Abkürzungen zum Einsatz:

f = fehlend
z = zerstört
c = kariös
x = extraktionswürdig
e = ersetzt
k = Krone
b = Brückenglied
i = Implantat

Mit der Bezeichnung 11f, 27x würde also ausgesagt werden, dass der 1. Schneidezahn im oberen, rechten Quadranten fehlt und der 2. Molar im oberen linken Quadranten extraktionswürdig ist.

Großbuchstaben werden zur Behandlungsplanung genutzt (Beispiele):

B = Brücke
E = zu ersetzender Zahn
H = Haltelement
K = Krone
Y = Inlay

Um genauere Angaben zur Lokalisation am einzelnen Zahn zu machen, werden die Lage- und Richtungsbezeichnungen aus Kapitel 4 genutzt.

5.8 Die radiologische Terminologie in der Zahnmedizin

Anders als Humanmediziner, dürfen Zahnärzte auch ohne spezialisierte Facharztweiterbildung Röntgenbilder anfertigen. Die Röntgendiagnostik ist ein unverzichtbarer Teil der täglichen zahnärztlichen Arbeit. Da der Zahnarzt viele Krankheitsbilder behandelt, welche die sehr röntgendichten Strukturen Zahn und (Kiefer-)knochen betreffen, sind Röntgenbilder eine gute Möglichkeit, Auffälligkeiten zu erkennen und den Therapieverlauf zu beurteilen. Für die Radiologie existiert eine eigene Terminologie, deren Kenntnis in der Praxis sehr hilfreich ist. Röntgenbilder werden angefertigt, indem die zu fotografierende Struktur von einer Seite aus mit einer Röntgenröhre beleuchtet wird. Gegenüber befindet sich der Röntgenfilm. Wie stark der Röntgenfilm an einer bestimmten Stelle belichtet wird, hängt dabei von den Eigenschaften des

durchleuchteten Gewebes ab. Nur der Teil der Röntgenstrahlung, der das Gewebe durchdringt, erreicht den Film, während Strahlen, die absorbiert oder gestreut werden, verloren gehen. Je nachdem, wie röntgendicht eine Struktur ist, ändert sich der Anteil an Strahlen, der diese durchdringen kann. Dadurch, dass verschiedene Strukturen und Gewebe im Körper unterschiedlich röntgendicht sind, ist es möglich, zumindest einige im Röntgenbild gegeneinander abzugrenzen und zu analysieren. Dabei ergibt sich stets ein Bild in Graustufen. Röntgendichte Strukturen wie Zähne und Knochen wirken auf dem Röntgenbild dabei hell, da sie es nicht zulassen, dass Röntgenstrahlen sie durchdringen – an diesen Stellen wird der Film nicht oder kaum belichtet. Gasgefüllte Organe wie die Lunge erlauben es Röntgenstrahlen hingegen viel einfacher, durch sie hindurchzutreten. Der Film wird stark belichtet und somit dunkel. Wasserreiche Weichgewebe (Muskeln, Fett, Bindegewebe) ähneln einander in ihrer Röntgendichte und sind somit im herkömmlichen Röntgenbild schwer voneinander abzugrenzen.
Auch im Falle einer Pathologie kann die Röntgendichte einer Struktur verändert sein. Ist die Dichte vermindert, steigt der Anteil an Strahlen, der in der Lage ist, das Gewebe zu durchdringen und den Röntgenfilm zu erreichen. An diesen Stellen wird dieser stärker belichtet und somit dunkler. Bezeichnet wird dies als *Aufhellung*.
Ist die Röntgendichte hingegen erhöht, werden mehr Röntgenstrahlen zurückgehalten, der Film wird an dieser Stelle weniger stark belichtet und bleibt somit heller. Bezeichnet wird dies als *Verschattung*.
Beide Anomalien können außerdem näher charakterisiert werden. Treten sie *fokal* auf, sind sie eher klar umschrieben, während *disseminierte* Verschattungen oder Aufhellungen eher flächig und weniger klar abgrenzbar sind.
Dass *Aufhellungen* besonders dunkle Stellen und *Verschattungen* besonders helle Stellen bezeichnen, mag im ersten Moment widersprüchlich erscheinen, es ist jedoch zu bedenken, dass in der analogen Röntgenfotografie Negativfilme zum Einsatz kommen.

5.8.1 Das zahnärztliche Röntgenbild

Grundsätzlich werden in der Zahnmedizin extraorale und intraorale Röntgenaufnahmen unterschieden. Während sich Röntgenröhre und -film bei ersteren beide außerhalb der Mundhöhle befinden, hat der Patient bei intraoralen Aufnahmen einen Halter mit Röntgenfilm im Mund.

Extraorale Röntgenaufnahmen

Von besonderer Bedeutung unter den extraoralen Röntgenaufnahmen ist die Orthopantomografie. Bei dieser rotieren Detektor und Röntgenröhre um den Kopf des Patienten, wodurch ein Panoramabild entsteht. Es ist sehr gut geeignet, um sich einen

Überblick über die Gesundheit der Zähne und des Kiefers zu verschaffen und um Zahnwurzelerkrankungen, Tumore und Abszesse zu erkennen.
Liegt der Fokus hingegen auf der knöchernen Anatomie des Schädels, wird eine Teleradiografie (Fernröntgenanalyse) angefertigt.

Intraorale Röntgenaufnahmen

Aufbissaufnahmen: Ziel ist, das Zusammenspiel der beiden Zahnbögen zu analysieren. Dazu wird ein Röntgenfilm zwischen den Zähnen platziert, sodass beide Zahnreihen gut sichtbar sind.

Bissflügelaufnahmen: Für diese Aufnahmen beißt der Patient auf einen Halter mit dem Zahnfilm, der so ausgerichtet ist, dass der Kronenbereich der Seitenzähne gut sichtbar ist. Bissflügelaufnahmen sind besonders geeignet, um Approximalkaries zu entdecken.

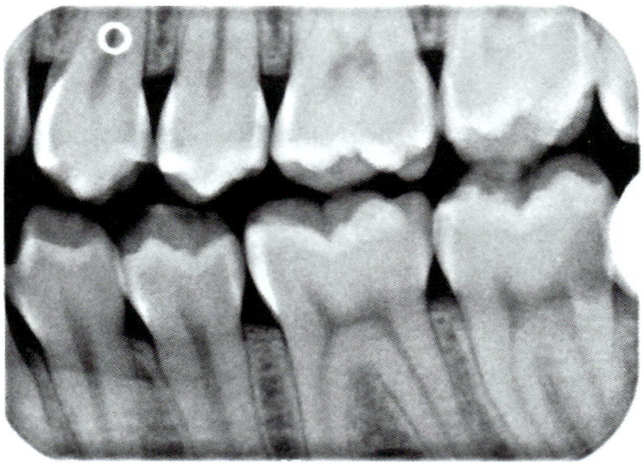

Bissflügelaufnahme links, Karies an Zahn 37 distal.

Zahnfilm: Mittels Zahnfilm werden einzelne Zähne abgebildet, um beispielsweise Caries profuda der Zahnkrone darzustellen. Auch apikale Parodontitis und radikuläre Zysten sind gut sichtbar.

Faszinierende Fakten: Musik auf Röntgenfilmen

Strenge Zensur und Propaganda vermochten es in der Sowjetunion nicht, den in der Bevölkerung bestehenden Wunsch nach Westmusik zu unterdrücken. Waren verbotene Tonträger ins Land geschmuggelt, standen diese jedoch lediglich in kleiner Stückzahl zur Verfügung. Die beiden rebellischen Musikfreunde Ruslan Bogoslowskij und Boris Taigin wollten sich dem Zensurregime nicht beugen und produzierten ab den 1940er Jahren auf unkonventionelle Weise Kopien von Westtonträgern für den Schwarzmarkt. Von Spitälern, die glücklich waren, keine Entsorgungsgebühren zahlen zu müssen, erhielten sie massenweise gebrauchte Röntgenfilme. Stabil und trotzdem weich genug, um in diese eine Tonspur einzugravieren, kopierten die beiden Westmusik auf die Röntgenbilder. Da die so entstandenen Röntgenplatten auf jedem Schallplattenspieler wiederzugeben waren, war ihnen auf dem Schwarzmarkt ein immenser Erfolg beschieden. Trotz drei Gefängnisaufenthalten setzten Bogoslowskij und Taigin unverdrossen ihre Kopieraktivitäten fort. Die Begriffe „Skelett meiner Großmutter“ und „Rock auf den Knochen“ dienten als Codes für diese illegalen Raubkopien. Diese Kopien der westlichen Musik trugen nicht nur zur Faszination des Verbotenen bei, sondern fügten dem Musikgenuss auch eine makabere Note hinzu.

5.9 Übungen

1. Markieren Sie vorhandene Prä- und Suffixe und übersetzen Sie:
   a) Oligodontie: ....
   b) Rhinoplastik: ....
   c) Gingivitis: ....
   d) Periodontose: ....
   e) Odynophagie: ....
   f) Gl. submandibularis: ....
   g) N. hypoglossus: ....
   h) Sialolithiasis: ....
   i) extraoral: ....
   j) interdental: ....
2. Übersetzen Sie die gegebenen Komposita:
   a) Arcus palatopharyngeus: ....
   b) Musculus sternocleidomastoideus: ....
   c) Ligamentum costoclaviculare: ....
   d) Dentoalveolärchrirurgie: ....
3. Geben Sie die enthaltenen Zahlen oder Farben auf Latein, Griechisch und Deutsch an:
   a) Leberzirrhose: ....
   b) Erythropoese: ....
   c) Rubella: ....
   d) Poliomyelitis: ....
   e) Haploider Chromosomensatz: ....
   f) Diplokokken: ....
4. Übersetzen Sie ins Deutsche:
   a) Ureter duplex: ....
   b) Nucleus ruber: ....
   c) Locus caeruleus: ....
5. Krankheitsverlauf: Was ist....
   a) ein subchronischer Verlauf? ....
   b) eine chronisch-progrediente Symptomatik? ....
   c) eine chromisch-exazerbierende Gingivitis? ....
6. Welcher griechische Begriff entspricht dem lateinischen „albus“?
   a) pyrrhos

b) kirrhos
c) xanthos
d) leukos
e) kyaneos

7. Welche Aussagen zum Arztbrief treffen zu?
   i) Die Anamnese enthält Informationen über vom Patienten berichtete Symptome.
   ii) Diagnosen werden aus Datenschutzgründen nicht vermerkt.
   iii) In der Epikrise wird der Verlauf der Erkrankung zusammengefasst.
   iv) Arztbriefe werden nur bei stationärer Aufnahme in eine Klinik verfasst.
   v) Der älteste erhaltene Arztbrief ist im Corpus Hippocraticum überliefert.
      a) Nur Aussage i) trifft zu
      b) Nur die Aussagen i), ii) und iii) treffen zu
      c) Nur die Aussagen i), iii) und iv) treffen zu
      d) Nur die Aussagen iii) und v) treffen zu
      e) Nur die Aussagen i) und iii) treffen zu
8. Ein Patient leidet unter rezidivierender Gingivostomatitis. Welche Aussagen sind richtig?
   i) „itis“ deutet auf eine Entzündung hin
   ii) Der Patient leidet unter einer Entzündung von Zahnfleisch und Mundbereich
   iii) Die Entzündung tritt immer wieder auf
   iv) Die Entzündung ist plötzlich und unerwartet aufgetreten
   v) Bereits aus dem Begriff ist abzuleiten, dass die Entzündung vermutlich letal verläuft
   vi) Die Erkrankung erfordert Betreuung durch einen Spezialisten für Humoralpathologie
      a) Alle Aussagen sind richtig
      b) Nur Aussage i) ist richtig
      c) Nur die Aussagen i), ii) und iii) sind richtig
      d) Nur die Aussagen i) und iii) sind richtig
      e) Nur die Aussagen i) iv) und v) sind richtig
9. Welche Übersetzung ist richtig?
   a) Orthopnoe – die regelhafte Atmung
   b) Anisokorie – die gleichförmige Pupillenweite
   c) Nykturie – das Ausbleiben des Harndrangs
   d) Bradykardie – der schnelle Herzschlag
   e) Pollakisurie – das häufige Wasserlassen

Kapitel 6

Fachsprache zwischen Wissenschaft und Klinik

Giacomo Padrini, Stefan Stehl, Nils Hansson

Als Akteure sich stetig weiterentwickelnder Disziplinen zwischen Patientenversorgung und Wissenschaft müssen sich Zahnärztinnen und Zahnärzte stetig weiterbilden. Auch die Wissenschaft verfügt dabei über ein eigenes Bouquet von Fachbegriffen und Formulierungen, deren Kenntnis hilfreich ist, um sich im Umfeld wissenschaftlicher Texte rasch orientieren zu können. Außerdem ist nicht von der Hand zu weisen, dass sich auch die medizinische Fachsprache durch diese neuen Entwicklungen verändert. Die Kompetenz, wissenschaftliche Texte und Informationen zu verstehen, wird im Englischen als *Scientific literacy* bezeichnet. Im Folgenden soll auf die Eigenschaften der wissenschaftlichen Fachsprache eingegangen werden.

6.1 Englisch als Sprache der Wissenschaft

Unter allen Sprachen nimmt das Englische in der Wissenschaft heute eine herausragende Rolle ein. Ohne gute Englischkenntnisse ist es nicht möglich, wissenschaftliche Aufsätze zu verstehen, eigene Texte bei renommierten Zeitschriften zu veröffentlichen oder an Kongressen teilzunehmen. Auch außerhalb englischsprachiger Länder haben viele Forschungsstätten bereits Teile ihres Alltagsbetriebs komplett auf Englisch umgestellt. Was für den internationalen Austausch und die Mobilität zwischen Forschungsstätten sicherlich förderlich ist, ist jedoch kein Naturgesetz. Lange Zeit zeichnete sich nicht ab, dass das Englische zur internationalen Wissenschaftssprache werden würde.

Jahrhundertelang war die lateinische Sprache die Sprache Gelehrter und Wissenschaftler. Als das Lateinische, im Alltag schon seit Langem nicht mehr gesprochen, im 19. Jahrhundert auch in der Wissenschaft von modernen Sprachen abgelöst wurde, standen Deutsch und Französisch dem Englischen in ihrer Bedeutung für die Wissenschaft in nichts zurück. Erst nach dem 2. Weltkrieg setzte sich Englisch als internationale Wissenschaftssprache durch. Noch heute bleiben lateinische Termini in vielen Wissenschaftsdisziplinen wie Medizin und Botanik von Bedeutung. Die letzte bekannte komplett auf Lateinisch abgefasste Dissertationsschrift in Deutschland wurde 1965 an der Universität Bonn eingereicht.

6.2 Wo erhalte ich verlässliche, wissenschaftliche Informationen?

Möchte man sichergehen, möglichst nur evidenzbasierte Forschungsergebnisse zu erhalten, so ist es zum einen wichtig, Primärquellen heranzuziehen. Außerdem sollten diese möglichst verlässlich sein, also Ergebnisse aus wissenschaftlich fundierten, reproduzierbaren Experimenten enthalten. Gut geeignet ist dazu eine Recherche direkt in wissenschaftlichen Fachzeitschriften (*Journals*). In diesen werden meist Aufsätze (*paper*) veröffentlicht, die dem Kreuzgutachterverfahren (*peer-review*) unterzogen, also von Kollegen oder Kolleginnen der gleichen Fachrichtung überprüft wurden. Obschon zwischen einzelnen Journals trotz dieses Vorgehens durchaus erhebliche Qualitätsunterschiede bestehen, soll dies grundsätzlich sicherstellen, dass die veröffentlichte Information valide ist. Um solche Fachzeitschriften zu durchsuchen, existieren dezidierte Suchmaschinen. Eine führende Datenbank im Medizin- und Gesundheitssektor ist *Pubmed*. Sie umfasst derzeit rund 30.000 Journals.

Faszinierende Fakten: Zahnärzte als Erfinder

Dass Ärzte und Zahnärzte mitunter Beschäftigungen nachgehen, die über die bloße Patientenversorgung hinausgehen, und sich als Forscher, Erfinder oder Unternehmer betätigen, ist nicht verwunderlich, liefert ein Studium der Medizin oder Zahnmedizin doch einen hervorragenden Ausgangspunkt für vielfältige Karrierewege. Unter die Erfinder gegangen war auch der amerikanische Zahnarzt William Morrison (1860–1926). Doch während sich andere Zahnmediziner mit Erfindergeist der Entwicklung von Produkten für die Zahnmedizin widmen (darunter aufblasbare Zahnspangen und Zahnbürsten mit integrierter Wasserspülung), entwickelte Morrison ein Gerät, das mit möglichst wenig Materialeinsatz möglichst viel Schaden an den Zähnen der Kunden anrichten konnte – die Zuckerwattemaschine.

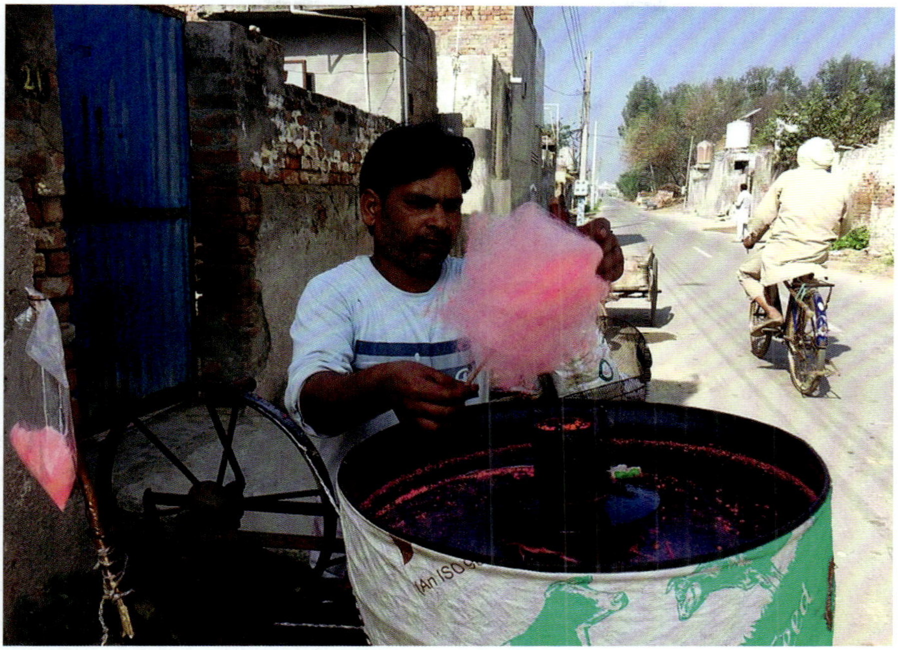

Der Süßwarenhändler: Freund oder Feind der Zahnärzteschaft?

War Zuckerwatte zuvor noch teuer und aufwendig von Hand herzustellen, konnte das neue Gerät aus einer geringen Menge preiswertem Zucker große Volumina flauschige Zuckerwatte produzieren, indem geschmolzener Zucker durch Zentrifugalkraft aus einem sich drehenden Spinnkopf gespritzt wird. Das neue Gerät wurde auf der Weltausstellung St. Louis 1904 vorgestellt, die süße *fairy floss* direkt zum Kassenschlager und Morrison reich. Böse Zungen behaupten, Morrison sei vor dieser Erfindung knapp bei Kasse gewesen und habe bewusst versucht, mit wenig materiellem Aufwand viele kariöse Zähne zur Behandlung zu generieren. Rasch fand Morrison Nachahmer und Josef Lascaux aus Louisiana, ebenfalls Zahnarzt, begann 1921 Zuckerwatte an seine Patienten zu verkaufen.

6.2.1 Aufbau eines wissenschaftlichen Fachartikels

Abstract Als kurze Zusammenfassung eines Fachartikels kommt dem *Abstract* eine besondere Bedeutung zu. Er steht nicht nur jedem Fachartikel voran, in vielen Fällen reichen Wissenschaftler bei der Bewerbung um Konferenzteilnahmen sowie als Vorschläge für kommende Artikel lediglich Abstracts ein. Auch bei Recherchen werden häufig nur die Abstracts und nicht die gesamten Artikel gelesen. Es liegt also im Interesse des Autors und der Allgemeinheit, dass *Abstracts* gewissenhaft verfasst werden. Sie sollen dabei den Inhalt des *Papers* möglichst unverzerrt zusammenfassen. Anders als Klappentexte von Romanen ist dabei explizit gewünscht, dass die wichtigen Kernaussagen der Forschungsarbeit vollständig genannt werden.

Introduction In der Einleitung wird der aktuelle Stand der Forschung zum behandelnden Thema wiedergegeben. Es werden Vorarbeiten benannt und es wird die aktuelle Forschungsfrage erläutert.

Methods In diesem Abschnitt wird erklärt, welche Methoden genutzt wurden, um beispielsweise Experimente durchzuführen, Daten zu sammeln oder auszuwerten. So können Leser die Ergebnisse und deren Entstehung besser nachvollziehen und gegebenenfalls anderen Quellen und dort genutzten Methoden gegenüberstellen.

Results In den *Results* werden die neuen Ergebnisse vermittelt, die Produkt dieser Forschung sind.

Discussion Nachdem die neuen Ergebnisse im vorangegangenen Teil präsentiert wurden, werden diese nun diskutiert und in den Kontext anderer Arbeiten eingebunden. Dabei stehen unter anderem deren Relevanz und Übertragbarkeit, beispielsweise in die Praxis, im Vordergrund. Es können auch mögliche Fehlerquellen kritisch diskutiert und gegen Ende neue, weitergehende Forschungsfragen aufgeworfen und noch offene Punkte angesprochen werden.

Im Einzelfall ist zu beachten, dass die Gliederung eines Artikels durchaus vom Forschungsgebiet, dem Studiendesign und der Art des Artikels abhängen kann. Wichtige Grundformen wissenschaftlicher Artikel sind der Originalartikel (je nach Journal beispielsweise *Original Article* oder *Research Article* genannt), in welchem neue Forschungsergebnisse präsentiert werden. Für Recherchen außerdem sehr nützlich sind sogenannte *Review Articles.* In diesen tragen die Autoren systematisch die bis dahin veröffentlichten, relevanten Forschungsergebnisse zusammen und stellen diese möglichst anschaulich dar. Dabei werden vorhandene Ergebnisse zueinander in Beziehung gesetzt und mögliche Widersprüche zwischen diesen – soweit möglich – ergründet.

Übung

Übung: Lesen Sie ein aktuelles Abstract in einer einschlägigen zahnmedizinischen Zeitschrift und erläutern Sie die Kerninhalte mündlich auf Deutsch.

6.2.2 Qualitätssicherung durch Peer-Review: Ablauf

Verfasst ein Wissenschaftler ein Manuskript, entscheidet er zunächst, welches Journal er für die geeignetste Adresse für die Veröffentlichung seines Forschungsthemas befindet und sendet den Aufsatz dann meist an den zuständigen *Editor.* Dieser entscheidet, ob das Manuskript grundsätzlich zur Veröffentlichung in Frage käme, oder ob es aufgrund erheblicher Qualitätsmängel oder unpassender inhaltlicher Ausrichtung direkt abzulehnen ist. In diesem Fall spricht man von einem *Desk reject.* Wird die Veröffentlichung erwogen, sendet der *Editor* den Text an *Reviewer,* die über Expertise auf dem betreffenden Forschungsgebiet vefügen. Die *Reviewer* fertigen Gutachten an und teilen ihre Einschätzung dem *Editor* mit. Dabei fordern die Reviewer meist kleinere oder größere Überarbeitungen (*minor/major revisions*), sofern sie den Aufsatz grundsätzlich für akzeptabel befinden. Der Autor erhält Zeit, auf diese Punkte einzugehen und Verbesserungen vorzunehmen. Im Anschluss entscheidet der *Editor* über *rejection* oder *accept.* Es ist dabei nicht primär die Aufgabe dieses Prozesses, alle denkbaren Fehler auszuschließen, sondern die Qualität der Methode, methodische Fehler, Plagiate und Fälschungen zu verhindern.

6.2.3 Impact factor und Hirsch-Index: Maßstäbe für wissenschaftliche Qualität?

Dass Paper nicht gleich Paper ist und Journal nicht gleich Journal, liegt auf der Hand. Menschen und insbesondere Wissenschaftler versuchen seit jeher alles, was nur möglich ist, in Zahlen und auf Skalen zu quantifizieren. Solche Versuche wurden und werden auch in Bezug auf die Relevanz und Qualität wissenschaftlicher Journals, Paper und Autoren unternommen. Journals werden dabei oft nach dem *Impact factor* klassifiziert. Dieser ist kein direktes Maß für die Qualität der Veröffentlichungen einer Zeitschrift, sondern gibt an, wie häufig Artikel aus einer Zeitschrift in anderen Artikeln zitiert werden und soll so den Einfluss einer Zeitschrift auf die Forschung quantifizieren. Mit der höheren Sichtbarkeit einher geht jedoch auch Prestige, weshalb der Impact Factor trotz nur mäßiger Eignung häufig als Qualitätsindex herangezogen wird. Nicht nur werden dadurch wichtige Einflussfaktoren übersehen, so beispielsweise, dass Forschungsfelder, auf denen mehr publiziert wird, zu höheren Impact-Faktoren führen als Bereiche, an denen weniger Wissenschaftler arbeiten, ohne dass dies einen

Rückschluss auf die Qualität zuließe. Kleine, spezielle Forschungsfelder werden so also schlechter gestellt. Außerdem sind durchaus Manipulationen des Impact Factors möglich, beispielsweise indem Autoren gezielt Artikel aus dem Journal zitieren, dessen Einfluss gesteigert werden soll. Dass die Leistung von Wissenschaftlern, auch in Hinblick auf die Vergabe von Forschungsmitteln, zunehmend am Impact Factor der Journals, in denen Arbeiten veröffentlicht wurden, gemessen wird, ist daher durchaus kritisch zu betrachten, obschon der Wunsch nach mathematischer Objektivierbarkeit wissenschaftlicher Leistung durchaus nachvollziehbar ist.
Auch für die Bewertung der Leistung einzelner Wissenschaftler sind in den letzten Jahren numerische Systeme vorgeschlagen worden. Zu den bekannteren gehört der *h-Index*, nach seinem Urheber Jorge Hirsch auch *Hirsch-Index*. Dieser Index gibt die höchste Zahl an Publikationen eines Autors an, die mindestens *n-mal* zitiert wurden. Hat ein Autor beispielsweise einen *h-Index* von 5, bedeutet das, dass 5 seiner Publikationen mindestens 5 mal, die übrigen weniger als 5 mal zitiert wurden. Zur schnellen Quantifizierung von Forschungsproduktivität und Sichtbarkeit können solche Scores durchaus hilfreich sein, noch wurde aber kein optimaler Weg gefunden, Forschungsleistung zuverlässig auch in ihrer Bedeutung und Wichtigkeit zu quantifizieren, weshalb solche Scores nie ohne adäquaten Kontext zu betrachten sind. Durch ihre große Beliebtheit werden wir uns ihrer Anwesenheit trotzdem auf absehbare Zeit nicht entziehen können.

6.3 Weitere Entwicklungen in der medizinischen Fachsprache

Nicht nur die zunehmende Internationalisierung von Wissenschaft und (Zahn-) medizin nehmen großen Einfluss auf den Einsatz von Fachsprache, auch die rasch voranschreitende Technisierung trägt ihren Teil dazu bei, dass sich die im Alltag eingesetzte Arbeitssprache wandelt.

6.3.1 Codierung von Diagnosen: ICD

Für Diagnosen und Erkrankungen existiert ein Ziffern-Buchstabencode, den Ärzte und Zahnärzte zu Dokumentations- und Abrechnungszwecken verpflichtend gebrauchen müssen. Wenige Zeichen verschlüsseln also komplexe Sachverhalte, ihre Angabe beeinflusst, welche Leistungen ein Patient erhält und was Kliniken oder Praxen abrechnen können. Mit der flächendeckenden Verbreitung von EDV im medizinischen Sektor haben solche Codes an Bedeutung gewonnen. In Sekunden sind sie in den PC eingetippt, das Praxisverwaltungsprogramm verarbeitet die Daten weiter. Und auch die dahinterliegenden Krankheiten sind innert kürzester Zeit zu ermitteln, digitalen Datenbanken sei Dank. Dabei ist das Grundsystem der ICD-Codierung bereits mehr als 100 Jahre alt. Erste Versuche, Krankheiten statistisch zu untersuchen, unternahm der Brite John Graunt, der die Todesfallstatistik *Bills of mortality* auswertete und 1662 veröffentlichte. Einheitliche Nomenklaturen in Bezug auf Krankheiten entstanden hingegen erst Ende des 19. Jahrhunderts. Die erste Auflage des ICD erschien 1900, herausgegeben durch die Regierung Frankreichs. Nach dem 2. Weltkrieg übernahm die neu gegründete Weltgesundheitsorganisation die Arbeit am ICD, ergänzt auch um nichttödliche Diagnosen. Seitdem wird die ICD laufend weiterentwickelt und liegt mittlerweile in 11. Version vor. Im ICD werden Diagnosen zu Gruppen zusammengefasst. Im Folgenden ein Auszug aus Kapitel K (Krankheiten des Verdauungssystems), Abschnitt K00-K14 (Mundhöhle, Speicheldrüsen, Kiefer) am Beispiel K02: Zahnkaries.

K00-K14: Krankheiten der Mundhöhle, der Speicheldrüsen und der Kiefer
- K02.: Zahnkaries
  - K02.0 Karies, auf den Zahnschmelz begrenzt, inkl.:Opake Flecken [Initiale Karies]
  - K02.1 Karies des Dentins
  - K02.2 Karies des Zements
  - K02.3 Kariesmarke
  - K02.4 Odontoklasie, Inkl.: Infantile Melanodontie, Melanodontoklasie
  - K02.5 Karies mit freiliegender Pulpa
  - K02.8 Sonstige Zahnkaries
  - K02.9 Zahnkaries, nicht näher bezeichnet

In Deutschland werden die Codes regelmäßig um weitere Kurzangaben ergänzt:

Art der Diagnose:
A = Ausschluss dieser Erkrankung
G = gesicherte Diagnose
V = Verdacht auf
Z = symptomfreier Endzustand nach einer Erkrankung

Lokalisation:
R = rechts
L = links
B = beidseits

6.4 Einführung in die durch die Digitalisierung geprägte Fachsprache

Wie passen elektronische Gesundheit (eHealth) und der Einsatz von Informations- und Kommunikationstechnologien (IKT) im Gesundheitswesen in die Zahn-, Mund- und Kieferheilkunde?

eHealth generell umfasst den Einsatz digitaler Technologien zur Erfassung, Speicherung, Übertragung und Verwaltung von Gesundheitsdaten sowie zur Unterstützung von medizinischen Diagnosen, Behandlungen und Präventionsmaßnahmen. An diesen Schnittstellen führt die voranschreitende Digitalisierung zu neuen Notwendigkeiten der Beschreibung von Methoden, Behandlungen und Verfahren.
In der Zahnmedizin fanden bis 2024 die größten Entwicklungen im Bereich „Digital Workflow" statt.
Wichtige Kategorien sind:

- Optische Scanverfahren/Diagnostik
- Behandlungsplanung
- Herstellung von Zahnersatz
- Arbeitsabläufe in der Zahnarztpraxis

Herstellung von Zahnersatz

CAD/CAM-Technologie sind computergestützte Verfahren, die Computer-Aided Design (CAD) und Computer-Aided Manufacturing (CAM) kombinieren, um präzise Zahnersatz- und Restaurationslösungen herzustellen.

Computer-Aided Design (CAD)	Computergestützte Gestaltung und Modellierung von Zahnersatz, Kronen, Brücken und anderen zahnmedizinischen Restaurationen
Computer-Aided Manufacturing (CAM)	Computergesteuerte Herstellung von Zahnersatz und Restaurationen basierend auf den digitalen Entwürfen aus dem CAD-Prozess

Optische Scanverfahren in der Diagnostik

Die digitalen optischen Scanverfahren haben einen bedeutenden Fortschritt in der Diagnostik und Behandlungsplanung ermöglicht. Durch den Einsatz intraoraler Scanner können detaillierte 3D-Modelle des Gebisses erstellt werden, die eine genaue Darstellung der Zahnanatomie und des umliegenden Gewebes ermöglicht. Diese

Technologie hat das Potenzial, herkömmliche Abdrücke und Gipsmodelle weitgehend abzulösen und bietet zahlreiche Vorteile wie eine verbesserte Patientenerfahrung, präzisere Diagnosen und eine effizientere Behandlungsplanung.

Digitale Volumentomographie (DVT)	3D-Röntgenverfahren zur detaillierten Darstellung von Zähnen, Kieferknochen und umliegendem Gewebe
Cone Beam Computed Tomography (CBCT)	3D-Röntgenverfahren, bei dem ein kegelförmiger Strahl verwendet wird, um detaillierte Aufnahmen von Zähnen, Kieferknochen und umliegendem Gewebe zu erstellen
Digital Image Communication (DICOM)	Standard für die Kommunikation, das Speichern und den Austausch von medizinischen Bildern und anderen gesundheitsbezogenen Informationen
Orthopantomogram (OPG)	Röntgenbild, das einen panoramischen Blick auf die Zähne, Kieferknochen und umliegendes Gewebe bietet
Intraorale digitale Abformung	Erfassung der Zahn- und Kiefersituation mittels optischer Scanner, um präzise 3D-Modelle des Gebisses zu erstellen

Behandlungsplanung

Virtuelle Artikulation	Computerbasierte Simulation der Kieferbewegungen und -positionen, um die optimale Okklusion (Zusammenbiss) von Ober- und Unterkiefer zu ermitteln

Arbeitsabläufe in der Zahnarztpraxis

Digitale Anwendungen und Lösungen, wie Praxisverwaltungssysteme und schneller Zugriff auf Patientendaten, sparen Zeit, schaffen höhere Flexibilität und optimieren Kosten. Der wichtigste Vorteil der Digitalisierung von Zahnarztpraxen ist die Optimierung von Arbeitsabläufen im Austausch zwischen Praxis, Patienten und Krankenkassen.

Elektronische Gesundheitsakte (EHR)	Elektronische Aufzeichnungen von Patientendaten, einschließlich medizinischer Informationen, Krankengeschichte und Behandlungsprotokollen, die digital gespeichert und verwaltet werden.
Elektronische Patientenakte (ePA) (vgl. EHR) • elektronischer Medikationsplan (eMP)	Die ePA enthält Angaben zur Diagnose, Medikation und medikationsrelevante Daten (z. B. Allergien oder besondere Hinweise) auf der Gesundheitskarte des Patienten.
• Digitales Zahnbonusheft	Das digitale Zahnbonusheft ist eine Funktion in der elektronischen Patientenakte (ePA), die es ermöglicht, das traditionelle Stempelheft zu ersetzen und den damit verbundenen Arbeitsaufwand zu reduzieren.
• elektronische Arbeitsunfähigkeitsbescheinigungen (eAUs)	Die eAU ermöglicht eine schnellere und effizientere Abwicklung des Krankheitsfallmanagements. Die Übermittlung der eAU erfolgt elektronisch über entsprechende Systeme und Plattformen.

6.5 Übungen

1. Recherchieren Sie eine zahnmedizinische Fragestellung Ihrer Wahl. Versuchen Sie, wissenschaftliche Literatur zu finden und in groben Zügen zu verstehen. Diskutieren Sie. Themenvorschläge:
   a) Wirkung von Chlorhexidin-Mundspülung auf Kariesentwicklung und andere Erkrankungen
   b) Einfluss von Paradontitis auf die Entwicklung einer Alzheimer-Demenz
2. Welche Aussage trifft zu?
   a) Das ICD- Codierungssystem wird seit Übernahme durch die WHO nicht mehr weiterentwickelt.
   b) Exakte Diagnosen werden aus Datenschutzgründen mittels ICD-10 Codes verschlüsselt, wodurch sie für Außenstehende nicht mehr erkennbar sind.
   c) Die Abkürzung *Z* steht in Krankheitscodes für ein Zahnleiden.
   d) In der Zahnmedizin spielt das Englische als Wissenschaftssprache erst seit rund 15 Jahren eine signifikante Rolle.
   e) Die Abkürzung *A* steht in Krankheitscodes für den Ausschluss einer Diagnose.
3. Welche Aussage zu wissenschaftlichen Veröffentlichungen ist korrekt?
   a) Im Abstract sind zentrale Aspekte des Papers entbehrlich, damit der Spannungsbogen für den Leser während der Lektüre des vollständigen Papers erhalten bleibt.
   b) Ein niedriger Impact Factor bedeutet immer, dass die Zeitschrift für eine wissenschaftliche Recherche uninteressant ist.
   c) Im Diskussionsteil sollten keine neuen Erkenntnisse mehr präsentiert werden.
   d) Die beste Möglichkeit, um medizinische Fachinformationen zu erhalten, ist eine Suche mittels Google oder Yahoo.
   e) Peer-review durch fachfremde Kollegen soll eine Verständlichkeit für Außenstehende sicherstellen.

Kapitel 7

Vokabeltabellen

Im Nachfolgenden finden Sie eine Aufstellung wichtiger Begriffe der medizinischen Fachsprache. Es empfiehlt sich, diese als Vorbereitung auf den Unterricht zu bearbeiten. Dabei ist es für die korrekte Deklination wichtig, bei lateinischen Substantiven das Geschlecht und den Genitiv Singular sowie den Genitiv Singular der lateinischen Adjektive zu beachten.

7.1 Vokabeln zu Kapitel 1

Lateinische Substantive der a- und o- Deklination

Tabelle 31: Lateinische Substantive der a- und o- Deklination

Vokabel, Genitivendung, Geschlecht	**Bedeutung**	**Merkhilfe/Erläuterung**
ala, -ae, f.	Flügel, Schaufel	
aorta, -ae, f.	Hauptschlagader	
apertura, -ae, f.	Öffnung	
arteria, -ae, f.	Schlagader, Arterie	
auricula, -ae, f.	öhrchenförmige Struktur, Öhrchen	von auris – das Ohr
bucca, -ae, f.	Backe, Wange	
bulbus, -i, m.	Zwiebel, Augapfel	Bezeichnung knollenförmiger Organe und Organteile
cavum, -i, n.	Hohlraum, Höhle	
cerebrum, -i. n.	Großhirn, Gehirn	

Tabelle 31: Lateinische Substantive der a- und o- Deklination

Vokabel, Genitivendung, Geschlecht	Bedeutung	Merkhilfe/Erläuterung
columna, -ae, f.	Säule	
corium, -i, n.	Lederhaut	= Dermis, eine Schicht der Haut
corona, -ae, f.	Krone, Kranz	Coronavirus
encephalon, encephal-i, n.	Gehirn	ursprünglich griechisch
fasciculus, -i, m.	kleines Bündel	
fibra, -ae, f.	Faser	Fiberglas, engl. fiber
funiculus, -i, m.	kleines Seil, Gewebs-/ Nervenstrang	
glandula, -ae, f.	Drüse	
incisura, -ae, f.	Einschnitt, Einbuchtung	
labrum, -i, n.	Lippe (einer Gelenkpfanne), Rand	
lacrima, -ae, f.	Träne	frz. la larme
lacuna, -ae, f.	Vertiefung, Lücke	
lamella, -ae, f.	dünne Schicht, Plättchen	
linea, -ae, f.	Linie	
lingua, -ae, f.	Zunge	
locus, -i, m.	Ort	
luna, -ae, f.	Mond, halbmondförmige Struktur	
malleus, -i, m.	Hammer	Gehörknöchelchen
mamma, -ae, f.	Brust (-drüse)	Mammakarzinom = Brustkrebs
membrana, -ae, f.	dünne Haut, Membran	
mucus, -i, m.	Schleim	
nasus, -i, m.	Nase	
navicula, -ae, f.	Schiffchen, Kahn	
nephros, nephr-i, m.	Niere	Nephrologie
nervus, -i, m.	Nerv	
nodus, -i, m.	Knoten	
nucha, -ae, f.	Nacken	
nucleus, -i, m.	Kern	Nuklearenergie = Kernenergie
musculus, -i, m.	Muskel	
oculus, -i, m.	Auge	Okular

Tabelle 31: Lateinische Substantive der a- und o- Deklination

Vokabel, Genitivendung, Geschlecht	Bedeutung	Merkhilfe/Erläuterung
oesophagus, -i, m.	Speiseröhre	
ostium, -i, n.	Mündung, Eingang	
ovarium, -i, n.	Eierstock	von ovum, -i n. = das Ei
palpebra, -ae, f.	Augenlid	
palatum, -i, n.	Gaumen	
papilla, -ae, f.	kleine Warze, Papille	Zungenpapillen enthalten Geschmackssinneszellen
pirum, -i, n.	Birne	
pisum, -i, n.	Erbse	Os pisiforme: ein runder Handwurzelknochen
pupilla, -ae, f.	Augenpupille	
ramus, -i, m.	Ast	
septum, -i n.	Scheidewand, Querwand	
sonus, -i, m.	Ton, Schall	sonore Stimme
spatium, -i, n.	Raum, Zwischenraum	engl. space
sulcus, -i, m.	Furche	
trabecula, -ae, f.	kleiner Balken	
trochlea, -ae, f.	Rolle	
truncus, -i, m.	Rumpf, Stamm	insbes. von Gefäßen/Nerven
tunica, -ae, f.	Hülle, Gewebsschicht	Tunica: römisches Kleidungsstück
uterus, -i, m.	Gebärmutter	
vagina, -ae, f.	weibl. Scheide, Gleithülle	
valva, -ae, f.	Klappe	engl. valve
vena, -ae, f.	Vene	
vestibulum, -i, n.	Vorhof	
verruca, -ae, f.	Warze	

Lateinische Substantive der 3. Deklination, konsonantische Stämme

Tabelle 32: Lateinische Substantive der 3. Deklination, konsonantische Stämme

Vokabel, Genitivendung, Geschlecht	Bedeutung	Merkhilfe/Erläuterung
abdomen, abdomin-is, n.	Bauch, Unterleib	
adeps, adip-is, m./f.	Fett	adipositas = Fettsucht
appendix, appendic-is, f.	Anhangsgebilde	Appendizitis
basis, bas-is, f.	Sockel, Grundlage	basal
carotis, carotid-is, f.	Halsschlagader	
cor, cord-is, n.	Herz	
corpus, corpor-is, n.	Körper	trotz „-us" Neutrum! corpus delicti
cutis, cut-is, f.	Haut	kutan
detrusor, detrusor-is, m.	Austreiber	M. detrusor: Austreibemuskel
hallux, halluc-is, m.	Großzehe	
hepar, hepat-is, n.	Leber	Hepatitis
homo, homin-is, m.	Mensch, Mann	nicht verwechseln mit „homio" – gleich, ähnlich
incus, incud-is, m.	Amboss	Gehörknöchelchen
lien, lien-is, m.	Milz	= splen
origo, origin-is, f.	Ursprung	Original, engl. origin
pancreas, pancreat-is, n.	Bauchspeicheldrüse	
pars, part-is, f.	Teil, Abschnitt	Partikel
radix, radic-is, f.	Wurzel	radikal
ren, ren-is, m.	Niere	= nephros (griech.)
sanguis, sanguin-is, m.	Blut	
splen, splen-is, m.	Milz	= lien
stapes, staped-is, m.	Steigbügel	Gehörknöchelchen
ulcus, ulcer-is, n.	Geschwür, Ulkus	
varix, varic-is, f.	Krampfadern	Varizenstripping – Krampfaderentfernung
vas, vas-is, n.	(Blut-)Gefäß	
vox, voc-is, f.	Stimme	Vokalensemble

Lateinische Substantive der 3. Deklination, i- Stämme und gemischte Stämme

Tabelle 33: Lateinische Substantive der 3. Deklination, i- Stämme und gemischte Stämme

Vokabel, Genitivendung, Geschlecht	Bedeutung	Merkhilfe/Erläuterung
auris, aur-is, f.	Ohr	
canalis, canal-is, m.	Rinne, Röhre	Kanal
foramen, foramin-is, n.	Loch, Öffnung	
genus, gener-is, n.	Geschlecht, Gattung	Genetik: Nicht verwechseln mit „genu" – das Knie!
larynx, laryng-is, m.	Kehlkopf	
os, oss-is, n.	Knochen	os, ossis – Knochen os, oris – Mund
pus, pur-is n.	Eiter	

Lateinische Substantive der u-Deklination

Tabelle 34: Lateinische Substantive der u-Deklination

Vokabel, Genitivendung, Geschlecht	Bedeutung	Merkhilfe/Erläuterung
auditus, -us, m.	Gehör	
arcus, -us, m.	Bogen	
gustus, -us, m.	Geschmackssinn	
introitus, -us, m.	Eingang	
olfactus, -us, m.	Geruchssinn	
plexus, -us, m.	Geflecht	meist Nerven- oder Gefäßgeflecht
pulsus, -us, m.	Puls	
sensus, -us, m.	Sinn, Empfindung	
sinus, -us, m.	Ausbuchtung, Hohlraum, Tasche	Sinusitis – Entzündung der Nasennebenhöhle
tactus, -us, m.	Tastsinn	taktil
visus, -us, m.visus, -us, m.; Sehschärfe	Sehschärfe	Visusbestimmung: eine Standarduntersuchung

7.2 Vokabeln zu Kapitel 2

Lateinische Substantive der a- und o- Deklination

Tabelle 35: Lateinische Substantive der a- und o- Deklination

Vokabel, Genitivendung, Geschlecht	**Bedeutung**	**Merkhilfe/Erläuterung**
acidum, -i, n.	Säure	engl. acid
amygdala, -ae, f.	Mandel	Bezeichnung für einen Teil des Gehirns
aqua, -ae, f.	Wasser	
atrium, -i, n.	Vorhof	ursprüngl. Raum römischer Villen
bulla, -ae, f.	Blase	
camera, -ae, f.	(Augen-)Kammer	
caninus, -i, m.	Eckzahn	von: Dens caninus
capillus, -i, m.	Kopfhaar	
circulus, -i, m.	Ring	
collum, -i, n.	Hals	
cranium, -i, n.	Schädel	
crista, -ae, f.	Kamm, Leiste, Kante	
equus, -i, m.	Pferd	
fenestra, -ae, f.	Fenster, Öffnung	
filum, -i, n.	Faden	
fovea, -ae, f.	Grube	
frenulum, -i, n.	Bändchen, Halteband	
furunculus, -i, m.	kleiner Eiterpfropf, Furunkel	
incisivus, -i, m.	Schneidezahn	
labium, -i, n.	Lippe, Rand	
lemniscus, -i, m.	Schleife	
letum, -i, n.	Tod	letal = tödlich
lumbus, -i, m.	Lende	
medicus, -i m.	Arzt	
morbus, -i, m.	Krankheit	
nucleus, -i, m.	Kern	Nuklearenergie = Kernenergie
pecten, pectin-is, m.	Kamm, Grat	z. B. eines Knochens; *Pecten ossis pubis*

Tabelle 35: Lateinische Substantive der a- und o- Deklination

Vokabel, Genitivendung, Geschlecht	Bedeutung	Merkhilfe/Erläuterung
pilus, -i, m.	Haar	
porta, -ae, f.	Pfote, Tür	
prostata, -ae, f.	Vorsteherdrüse	
puer, puer-i, m.	Junge, Knabe	
pulpa, -ae, f.	Mark, Fleisch	z. B. eines Organs
pustula, -ae, f.	Bläschen, Eiterpustel	pus = Eiter
sacculus, -i, m.	Säckchen, taschenartige Ausbuchtung	
thymus, -i, m.	Bries, Thymus	Kalbsbries – gebraten eine Spezialität
tuba, -ae, f.	Trompete, Röhre	
tubus, -i, m.	Röhre	
ureter, ureter-is, m.	Harnleiter	führt von den Nieren zur Blase
urethra, -ae, f.	Harnröhre	die urethra geht von der Blase ab
urina, -ae, f.	Harn, Urin	
utriculus, -i, m.	Säckchen, kleiner Schlauch	
uvula, -ae, f.	„Zäpfchen“ am Gaumen	eigentlich „Träubchen“ von uva – Traube
vita, -ae, f.	Leben	
vitrum, -i, n.	Glas	Corpus vitreum = Glaskörper des Auges

Lateinische Substantive der 3. Deklination, konsonantische Stämme

Tabelle 36: Lateinische Substantive der 3. Deklination, konsonantische Stämme

Vokabel, Genitivendung, Geschlecht	Bedeutung	Merkhilfe/Erläuterung
apex, apic-is, m.	Spitze	
calix, calic-is, m.	Becher, Kelch	
dolor, dolor-is, m.	Schmerz	
extensor, extensor-is, m.	Strecker (M. extensor)	der Streckmuskel
functio, functionis, f.	Funktion, Verrichtung	
glomus, glomer-is, n.	Knoten, Knäuel	Achtung: Trotz „-us" 3. Deklination und Neutrum
glottis, glottid-is, f.	stimmbildender Teil des Kehlkopfes	nicht verwechseln mit „glossa" = Zunge
helix, helic-is, f.	Schnecke	
os, oris, n.	Mund, Öffnung	„os, oris", n. – der Mund „os, ossis", n. – Knochen
rubor, rubor-is, m.	Röte, Rötung	
sanguis, sanguin-is, m.	Blut, Lebenskraft	
tumor, tumor-is, m.	Schwellung, Geschwulst	
vertigo, vertigin-is, f.	Schwindel(-gefühl)	Film von Hitchcock
vortex, vortic-is, m.	Wirbel, Strudel	

Lateinische Substantive der 3. Deklination i- und gemischte Stämme

Tabelle 37: Lateinische Substantive der 3. Deklination i- und gemischte Stämme

Vokabel, Genitivendung, Geschlecht	Bedeutung	Merkhilfe/Erläuterung
carcinoma, carcinomat-is, n.	Krebsgeschwür	Trotz „–a", 3. Deklination
caro, carn-is, f.	Fleisch	
dens, dent-i-s, m.	Zahn	
febris, febr-is, f.	Fieber	engl. febrile
infans, infant-is, m./f.	Kind	infantil
lac, lact-is, n.	Milch	Laktation
lens, lent-is, f.	Linse	engl. lens

Tabelle 37: Lateinische Substantive der 3. Deklination i- und gemischte Stämme

Vokabel, Genitivendung, Geschlecht	Bedeutung	Merkhilfe/Erläuterung
mens, ment-is, f.	Verstand, Denkvermögen	Achtung: „mens" – Verstand „mensis" – Monat
molaris, molar-is, m.	Backenzahn	eigentlich: Mühlstein
mors, mort-is, f.	Tod	post mortem = nach dem Tod

Lateinische Substantive der u-Deklination

Tabelle 38: Lateinische Substantive der u-Deklination

Vokabel, Genitivendung, Geschlecht	Bedeutung	Merkhilfe/Erläuterung
aditus, -us, m.	Zugang, Eingang	
casus, -us, m.	(Krankeits-)Fall	
exitus, -us, m.	Ausgang (Tod)	engl. exit
manus, -us, f.	Hand	Achtung: Femininum, wie im Deutschen „*die* Hand"
recessus, -us, m.	Ausbuchtung, Tasche	
pruritus, -us, m.	Juckreiz	
status, -us, m.	Stand, Zustand	Status quo = gegenwärtiger Zustand
vomitus, -us, m.	Erbrechen	Vomex – Medikament gegen Erbrechen und Übelkeit

Lateinische Substantive der e-Deklination

Tabelle 39: Lateinische Substantive der e-Deklination

Vokabel, Genitivendung, Geschlecht	Bedeutung	Merkhilfe/ Erläuterung
caries, cari-ei, f.	Zahnfäule, Knochenfäule	
facies, faci-ei, f.	Gesicht, Außenfläche	z. B. Seite eines Knochens oder Organs
superficies, superfici-ei, f.	Oberfläche	

Griechische Substantive

Tabelle 40: Griechische Substantive

Vokabel, **Stamm**	**Bedeutung**	**lat. Synonym**	**Merkhilfe**
anthropos	Mann, Mensch	homo	
blepharon	Augenlid	palpebra	
chroma **chromat-**	Farbe		Chromatin
dakryon	Träne	lacrima	
daktylos	Finger	digitus	
derma **dermat-**	Haut	cutis	Dermatologe, Dermatitis
geron **geront-**	Greis		Gerontologie
gyne **gynaik-**	Frau	femina	Gynäkologie
haima **haimat-**	Blut	sanguis	Hämatologie
hidros **hidrot-**	Schweiß	sudor	
histos	Gewebe		Histologiebefund
iatros	Arzt	medicus	iatrogen = durch den Arzt verursacht
karkinos	Krebs	carcinoma	Karzinom
kytos	Zelle	cellula	Zytologie
lipos	Fett	adeps	Lipid
logos	Lehre, Rede, Vernunft		Biologie – die Lehre vom Leben
lysis	Lösung, Auflösung		Glykolyse
mastos	Brust(-drüse)	mamma	
metra	Gebärmutter	uterus	
mneme	Erinnerung, Gedächtnis		engl. memory Amnesie
morphe	Gestalt		Morphologie
myelos	Mark	medulla	
mykes **myket-**	Pilz		Antimykotikum
onkos	Geschwulst, Haufen		Onkologie

Tabelle 40: Griechische Substantive

Vokabel, **Stamm**	**Bedeutung**	**lat. Synonym**	**Merkhilfe**
oophoron	Eierstock	ovarium	
paresis	unvollständige Lähmung		engl. paresis
pathos	Krankheit, Leiden	morbus	Pathologie
pharmakon	Heilmittel		Pharmakologie
phos **phot-**	Licht		Photosynthese
phylon	Stamm		phylogenetisch
plege	vollständige Lähmung		
pyr	Fieber, Feuerhitze		Antipyretikum
salpinx **salping-**	Eileiter	tuba uterina	
sarx **sark**	Fleisch	caro	Sarkom
soma **somat**	Körper	corpus	Soma=Zellkörper
stasis	Stillstand, zum Stillstand bringend		statisch vs. dynamisch
teras **terat-**	Missgeburt, Wunderzeichen		
thanatos	Tod	letum/mors	
therapeia	Behandlung		Therapie
thrix **trich**	Haar	capillus	Trichinen = haarfeine, kleine Würmer
toxikon	Gift		Toxikologie
trauma **traumat-**	Verletzung, Wunde		Traumatologie

7.3 Vokabeln zu Kapitel 3

Lateinische Adjektive der a- und o- Deklination

Tabelle 41: Lateinische Adjektive der a- und o- Deklination

Vokabel – Nom. Sg. m./f./n.	Genitiv, m. Sg.	Übersetzung	Erläuterung/Merkhilfe
acutus, -a, -um	acut-i	scharf, akut	
adventitius , -a, -um	adventiti-i	hinzukommend, von außen umgebend	Advent = die Ankunft
asper, asper-a, asper-um	asper-i	rau	Achtung Ausnahme im Nom. Sg. m.
caninus, -a,-um	canin-i	hunde-	Auch Substantiv (Kap. 2)
cavus, -a, -um	cav-i	hohl	
coronarius, -a, -um	coronari-i	kranzartig	
crassus, -a, -um	crass-i	dick, stark, grob	intestinum crassum – Dickdarm
dexter, dextr-a, dextr-um	dextr-i	rechts	frz. droite
durus, -a, -um	dur-i	hart, fest	frz. dur
incisivus, -a,-um	incicisv-i	schneidend	Auch Substantiv (Kap. 2)
internus, -a, -um	intern-i	innenliegend	
inversus, -a, -um	invers-i	umgedreht	
longus, -a, -um	long-i	lang	
lucidus, -a, -um	lucid-i	hell, leuchtend	lat. lux- das Licht
magnus, -a, -um	magn-i	groß	
mucosus, -a, -um	mucos-i	schleimhaltig, voll Schleim	engl. mucous
parvus, -a, -um	parv-i	klein	
profundus, -a, -um	profund-i	tief	
proprius, -a, -um	propri-i	allein angehörend, eigen	
pudendus, -a, -um	pudend-i	schändlich	hier: zu den Schamteilen gehörend
purulentus, -a, -um	purulent-i	eitrig	
purus, -a, -um	pur-i	rein, sauber	
sacer, sacr-a, sacr-um	sacr-i	heilig	sakral
saphenus, -a, -um	saphen-i	verborgen	
sinister, sinistr-a, sinistr-um	sinistr-i	links	eine sinistre Person
thyroideus, -a, -um	thyroide-i	schildförmig	

Tabelle 41: Lateinische Adjektive der a- und o- Deklination

Vokabel – Nom. Sg. m./f./n.	Genitiv, m. Sg.	Übersetzung	Erläuterung/Merkhilfe
transversus, -a, -um	transvers-i	quer verlaufend	
vagus, -a, -um	vag-i	umherschweifend	Nervus vagus: der umherschweifende Nerv
vastus, -a, -um	vast-i	weit, sehr groß	

Lateinische Adjektive der 3. Deklination

Tabelle 42: Lateinische Adjektive der 3. Deklination

Vokabel – Nom. Sg. m./f./n.	Genitiv, m. Sg.	Übersetzung	Erläuterung/Merkhilfe
brevis, -is, -e	brev-is	kurz	
celer, -is, -e	celer-is	schnell	
fragilis, -is, -e	fragil-is	zerbrechlich	fragil
gravis, -is, -e	grav-is	schwer, ernst	
juvenilis, -is, -e	juvenil-is	jugendlich	juveniler Diabetes engl. youth
levis, -is, -e	lev-is	leicht	
mobilis, -is, -e	mobil-is	beweglich	
molaris, -is, -e	molar-is	mahlend	
mollis, -is, -e	moll-is	weich	
omnis, -is, -e	omn-is	jeder, all	
ovalis, -is, -e	oval-is	ovala	
puerilis, -is, -e	pueril-is	kindlich, knabenhaft	
sensibilis, -is, -e	sensibil-is	empfindlich	sensibel
senilis, -is, -e	senil-is	greisenhaft, gealtert	senil
tenuis, -is, -e	tenu-is	dünn, schmal	
virilis, -is, -e	viril-is	männlich	

Lateinische Partizipien und einendige Adjektive

Tabelle 43: Lateinische Partizipien und einendige Adjektive

Vokabel – Nom. Sg. m./f./n.	Genitiv, m. Sg.	Übersetzung	Erläuterung/Merkhilfe
formans	formant-is	bildend, formend	
intermittens	intermittent-is	zweiteilig, aussetzend, unterbrechend	
latens	latent-is	verborgen	eine latente Gefahr
perforans	perforant-is	durchbohrend, durchlöchernd	Perforation
recurrens	recurrent-is	zurücklaufend, wiederkehrend	re = zurück currere = laufen, rennen

Griechische Adjektive

Tabelle 44: Griechische Adjektive

Vokabel	Bedeutung	Merkhilfe/Erläuterung
bradys	langsam	Bradykardie
makros	groß, lang	makroskopische Anatomie
mikros	klein	Mikroskop
pachys	dick, feist	
philos	freundlich, anziehend	lipophil
pseudes	falsch	
skleros	hart	Arteriosklerose
stenos	eng	Stenose = Verengung (Kap. 1)
stereos	starr, fest	
tachys	schnell	Tachykardie
xeros	trocken	

Griechische Substantive

Tabelle 45: Griechische Substantive

Vokabel, **Stamm**	**Bedeutung**	**lat. Synonym**	**Merkhilfe**
aisthesis	Gefühl, Empfindung, Wahrnehmung	sensus	Anästhesie
aitia	Ursache, Grund		Äthiologie
akousis	Gehör	auditus	Akustik
aner, **andr-**	Mann	vir	Andrologie
arche	Anfang, Beginn		
bios	Leben	vita	Biologie – die Lehre vom Leben
blastos	Keim		Blastozyte
genesis	Ursprung, Entstehung		1. Buch Mose
hydor, **hydat-**	Wasser	aqua	Dehydration
hypnos	Schlaf		Hypnose
hystera	Gebärmutter	uterus	Hysterektomie = Gebärmutterentfernung
kardia	Herz	cor	Kardiologie
karyon	Kern	nucleus	Eukaryot
kephale	Kopf	caput	
kore	Pupille, Sehloch	pupilla	(An-)isokorie
kranion	Schädel	cranium	
kystis	Blase	vesica	davon abgel. zyst-
malakia	Weichheit		
myxa	Schleim	mucus	
narkosis	Erstarrung, Betäubung		Narkose
nephros	Niere	ren	Nephrologie
nosos	Krankheit	morbus	Nosologie
nyx **nykt-**	Nacht		Nykturie
omphalos	Nabel	umbilicus	
opsis	Auge, Sehsinn	visus	

Tabelle 45: Griechische Substantive

Vokabel, **Stamm**	**Bedeutung**	**lat. Synonym**	**Merkhilfe**
osme	Geruch, Geruchssinn	olfactus	Anosmie
osteon	Knochen	os, ossis	Osteologie
ous **ot-**	Ohr	auris	
phleps **phleb-**	Vene	vena	Phlebotomie
phobos	Furcht		Phobie
phylaxis	Schutz, Bewachung		Prophylaxe schützt vor Krankheit!
physis	Wachstum, Natur		Physiologie
pneuma **pneumat-**	Lufthauch, Atmung, Atem		Pneumatik
pneumon	Lunge	pulmo	Pneumologie
pnoe	Atem, Atmung	spiratio	Apnoetaucher tauchen ohne Atemgerät
poiesis	Hervorbringung, Herstellung		Poesie
pous **pod-**	Fuß	pes	Podologen betreiben med. Fußpflege
psyche	Seele, Geist		Psychiatrie
splen	Milz	lien	
spondylos	Wirbel	vertebra	
stomachos	Magen	ventriculus	engl. stomach
tenon **tenont-**	Sehne	tendo	

Lateinische Substantive der 3. Deklination, i- Stämme und gemischte Stämme

Tabelle 46: Lateinische Substantive der 3. Deklination, i- Stämme und gemischte Stämme

Vokabel, Genitivendung, Geschlecht	Bedeutung	Merkhilfe/Erläuterung
atlas, atlant-is, m.	erster Halswirbel	gr. Mythologe: Träger des Himmels – hier des Kopfes
axis, ax-is, m.	Achse, zweiter Halswirbel	der Axis ist die Drehachse für den Atlas
caput, capit-is, n.	Kopf, Haupt	Kapitell = Kopfstück einer Säule
ilium, -i, n.	Darmbein	os ilium = das Darmbein (Knochen des Beckens)
pelvis, pelv-is, f.	Becken	
phalanx, phalang-is, f.	knöchernes Glied eines Fingers, einer Zehe	
thenar, thenar-is, n.	Daumenballen	Hypothenar = Kleinfingerballen
tussis, tuss-is, f.	Husten	Pertussis = Keuchhusten
unguis, ungu-is, m.	Fingernagel, Zehennagel	
venter, ventr-i-s, m.	Bauch (eines Muskels)	

Lateinische Substantive der u-Deklination

Tabelle 47: Lateinische Substantive der u-Deklination

Vokabel, Genitivendung, Geschlecht	Bedeutung	Merkhilfe/Erläuterung
genu, gen-us, n.	Knie	frz. les genoux
processus, -us, m.	Vorsprung, Fortsatz	häufig an Knochen zu finden.
singultus, -us, m.	Schluckauf	

7.4 Vokabeln zu Kapitel 4

Vokabeln Lage- und Richtungsbezeichnungen: Adjektive der a- und o-Deklination

Tabelle 48: Vokabeln Lage- und Richtungsbezeichnungen: Adjektive der a- und o- Deklination

Vokabel – Nom. Sg. m./f./n.	Genitiv, m. Sg.	Übersetzung	Erläuterung/Merkhilfe
dexter, dextr-a, dextr-um	dextr-i	rechts	frz. droite
sinister, sinistr-a, sinistr-um	sinistr-i	links	eine sinistre Person
medianus, -a, -um	median-i	genau in der Mittellinie liegend	
(inter-) medius, -a, -um	intermedi-i	in der Mitte (von dreien) liegend, mittlerer	
internus, -a, -um	intern-i	innen gelegen	
externus, -a, -um	extern-i	außen gelegen	
profundus, -a, -um	profund-i	in der Tiefe gelegen	profundes Wissen

Komparative, die sich aus Präpositionen ableiten

Tabelle 49: Komparative, die sich aus Präpositionen ableiten

Vokabel – Nom. Sg. m./f./n.	Genitiv, m. Sg.	Übersetzung	Erläuterung/Merkhilfe
anterior, -ior, -ius	anter-ioris	der vordere, der weiter vorn gelegene	≠ posterior
posterior, -ior, -ius	poster-ioris	der hintere, der weiter hinten gelegene	≠ anterior
inferior, -ior, -ius	infer-ioris	der untere, der weiter unten gelegene	≠ superior
superior, -ior. -ius	super-ioris	der obere, der weiter oben gelegene	Engl: superior
interior, -ior, -ius	inter-ioris	der innere, der weiter innen gelegene	das Interieur des Raumes

Vokabeln Lage- und Richtungsbezeichnungen – Adjektive der 3. Deklination

Tabelle 50: Vokabeln Lage- und Richtungsbezeichnungen – Adjektive der 3. Deklination

Vokabel – Nom. Sg. m./f./n.	Genitiv, m. Sg.	Übersetzung	Erläuterung/Merkhilfe
apicalis, -is, -e	apical-is	spitzenwärts gelegen	
approximalis, -is, -e	approximal-is	berührend	zum Nachbarzahn hin
buccalis, -is, -e	buccal-is	zur Wange hin	
cranialis, -is, -e	cranial-is	kopf-/schädelwärts gelegen	cranium – der Schädel
caudalis, -is, -e	caudal-is	schwanz-/steißwärts gelegen	cauda – der Schwanz
cervicalis, -is, -e	cervical-is	zum Hals hin gelegen/gehörend	
coronalis, -is, -e	coronal-is	Kronenwärts gelegen/ zur (Zahn-)krone gehörend	
proximalis, -is, -e	proximal-is	rumpfnah gelegen	
distalis, -is, -e	distal-is	rumpffern gelegen	
frontalis, -is, -e	frontal-is	zur Stirn hin gelegen	Os frontale – das Stirnbein
occipitalis, -is, -e	occipital-is	zum Hinterkopf hin gelegen	Os occipitale – das Hinterhauptsbein
occlusalis, -is, -e	occlusal-is	zur Kaufläche hin gelgen	
rostralis, -is, -e	rostral-is	zum Mund hin gelegen	wörtlich: rostrum – der Schnabel!
ventralis, -is, -e	ventral-is	zum Bauch hin gelegen	venter – der Bauch
vestibularis, -is, -e	vestibular-is	zum Vorhof hin gelegen/gehörend	
dorsalis, -is, -e	dorsal-is	zum Rücken hin gelegen	dorsum – der Rücken (auch von Hand & Fuß)
palatinalis, -is. -e	palatinal-is	zum Gaumen hin gelegen/ gehörend	
palmaris, -is, -e	palmar-is	zur Handfläche hin gelegen	
plantaris , -is, -e	plantar-is	zur Fußsohle hin gelegen	
radialis, -is, -e	radial-is	1. speichenwärts gelegen 2. strahlenförmig	die Speiche: Unterarmknochen
ulnaris, -is, -e	ulnar-is	ellenwärts gelegen	die Elle: Unterarmknochen
labialis, -is, -e	labial-is	zur Lippe hin gelegen/gehörend	
lateralis, -is, -e	lateral-is	seitlich gelegen	

Tabelle 50: Vokabeln Lage- und Richtungsbezeichnungen – Adjektive der 3. Deklination

Vokabel – Nom. Sg. m./f./n.	Genitiv, m. Sg.	Übersetzung	Erläuterung/Merkhilfe
lingualis, -is, -e	lingual-is	zur Zunge hin gelegen/gehörend	
medialis, -is, -e	medial-is	zur Mitte hin gelegen	
mesialis, -is, -e	mesial-is	zur Mitte des Zahnbogens hin	
parietalis, -is, -e	parietal-is	zur Wand hin gelegen	
visceralis, -is, -e	visceral-is	zu den Eingeweiden hin gelegen	
superficialis, -is, -e	superficial-is	oberflächlich gelegen	
sagittalis, -is, -e	sagittal-is	in „Pfeilrichtung" gelegen	

Vokabeln Lage- und Richtungsbezeichnungen – Präpositionen

Tabelle 51: Vokabeln Lage- und Richtungsbezeichnungen – Präpositionen

Vokabel	Übersetzung	Erläuterung/Merkhilfe
ante	vor	vgl. anterior, ante Christum = vor Christus
extra	außerhalb	≠ intra
infra	unterhalb	Infraschall – Frequenzen unterhalb der Hörschwelle
intra	innerhalb	intravenös
post	hinter, nach	≠ ante posthum – nach dem Tod
supra	oberhalb	super!

Lateinische Substantive der a- und o- Deklination

Tabelle 52: Lateinische Substantive der a- und o- Deklination

Vokabel, Genitivendung, Geschlecht	Bedeutung	Merkhilfe/Erläuterung
ampulla, -ae, f.	Ausbuchtung, kleine Flasche	vgl. Ampulle in der Pharmakologie
antrum, -i, n.	Höhle, Grotte, Grube	
anus, -i, m.	Ring, After	
cardia, -ae, f.	Magenmund	erster Abschnitt des Magens

Tabelle 52: Lateinische Substantive der a- und o- Deklination

Vokabel, Genitivendung, Geschlecht	Bedeutung	Merkhilfe/Erläuterung
cauda, -ae, f.	Schwanz, Endstück	z. B. eines Organs
caverna, -ae, f.	Höhle	
cingulum, -i„ n.	Gürtel	
cochlea, -ae, f.	(Gehör-)Schnecke	Teil des Innenohrs
colon, col-i, n.	Grimmdarm	Abschnitt des Dickdarmes
concha, -ae, f.	Muschel	
crypta, -ae, f.	Einsenkung	
curvatura, -ae, f.	Bogen, Krümmung	
duodenum, -i, n.	Zwölffingerdarm	Abschnitt des Dünndarmes
flexura, -ae, f.	Biegung	
fistula, -ae, f.	kleine Röhre, Fistel	abnorme Verbindung zwischen Hohlorganen und der Oberfläche
frons, front-is, f.	Stirn	frontal
fundus, -i, m.	Grund (eines Organs), Boden	der „fundus vesicae" = Blasenboden liegt unten
fungus, -i, m.	Pilz	
ganglion, gangli-i, n.	Nervenknoten	
gyrus, -i, m.	(Hirn-)Windung	
ileum, -i, n.	Krummdarm	Abschnitt des Dünndarms
infundibulum, -i, n.	Trichter	
intestinum, -i, n.	Darm	engl. intestine
isthmus, -i, m.	Enge	
jejunum, -i, n.	Leerdarm	Abschnitt des Dünndarms
macula, -ae, f.	Fleck	Makel
medulla, -ae, f.	Mark	
omentum, -i, n.	Netz, Fettnetz	umgibt einige Bauchorgane
operculum, -i, n.	Deckel	
pallium, -i, n.	(Hirn-) Mantel	Teil des Gehirns
papula, -ae, f.	Hautknötchen	
plica, -ae, f.	Falte	
pylorus, -i, m.	Magenpförtner	Schließmuskel am Übergang vom Magen in den Darm

Tabelle 52: Lateinische Substantive der a- und o- Deklination

Vokabel, Genitivendung, Geschlecht	Bedeutung	Merkhilfe/Erläuterung
peritoneum, peritone-i, n.	Bauchfell	
rectum, -i, n.	Mastdarm	letzer Abschnitt des Dickdarms
rima, -ae, f.	Spalte, Ritze, Riss	
stratum, -i, n.	(Zell-) Schicht, Decke	
sutura, -ae, f.	Naht, Verwachsungslinie am Knochen	
taenia, -ae, f.	Band, Streifen	Taenia coli (Muskelstreifen am Colon)
tectum, -i, n.	Dach	
tentorium, -i, n.	Zelt	
umbilicus, -i, m.	Nabel	
velum, -i, n.	Segel	
ventriculus, -i, m.	Magen, Kammer	
volvolus, -i, m.	kleine Drehung, Darmverschlingung	

Lateinische Substantive der 3. Deklination, konsonantische Stämme

Tabelle 53: Lateinische Substantive der 3. Deklination, konsonantische Stämme

Vokabel, Genitivendung, Geschlecht	Bedeutung	Merkhilfe/Erläuterung
chiasma , chiasmat-is, n.	Kreuzung	Achtung: Endung auf -a; trotzdem 3. Dekl, n.
chorda, -ae, f.	Strang	
cortex, cortic-is, m.	Rinde	
cuspis, cuspid-is, f.	Zipfel, Spitze	cuspis, cuspid-is, f.
decusssatio, decussation-is, f.	Kreuzung (von Nervenbahnen)	
mater, matr-is, f.	Mutter, Umhüllung	Mutter und Umhüllung bieten Schutz
occiput, occipit-is, n.	Hinterhaupt	
parotis, parotid-is, f.	Ohrspeicheldrüse	produziert Speichel für den Mund, liegt aber am Ohr!
pyramis, pyramid-is, f.	Pyramide	pyramidenförmige Struktur
saliva, -ae, f.	Speichel	engl. saliva

Tabelle 53: Lateinische Substantive der 3. Deklination, konsonantische Stämme

Vokabel, Genitivendung, Geschlecht	Bedeutung	Merkhilfe/Erläuterung
sigma, sigmat-is, n.	griech. Buchstabe „S“	Teil des Colons, Abkürzung für Colon sigmoideum
sudor, sudor-is, m.	Schweiß	

Lateinische Substantive der 3. Deklination i- und gemischte Stämme

Tabelle 54: Lateinische Substantive der 3. Deklination i- und gemischte Stämme

Vokabel, Genitivendung, Geschlecht	Bedeutung	Merkhilfe/Erläuterung
bilis, bil-is, f.	Galle	
falx, falc-i-s, f.	Sichel	
fel, fell-i-s, n.	Galle	‚Vesica fellea“ – die Gallenblase
meninx, mening-is, f.	Hirnhaut	
pons, pont-is, m.	Brücke	frz. le pont
pubes, pub-i-s, f.	Scham(-Region)	
rete, ret-i-s, n.	Netz	Medizinisch **kein** Synonym zu „omentum“.
vermis, verm-is, m.	Wurm	
viscer, viscer-is, n.	Eingeweide, Organe	meist im Plural: „viscera“

Lateinische Substantive der u-Deklination

Tabelle 55: Lateinische Substantive der u-Deklination

Vokabel, Genitivendung, Geschlecht	Bedeutung	Merkhilfe/Erläuterung
cornu, corn-us, n.	Horn, hornartige Struktur	
ductus, -us, m.	Gang	
meatus, -us, m.	Gang	
partus, -us, m.	Geburt	
tractus, -us, m.	Faserstrang, Bahn	

Lateinische Adjektive der a- und o- Deklination

Tabelle 56: Lateinische Adjektive der a- und o- Deklination

Vokabel – Nom. Sg. m./f./n.	Genitiv, m. Sg.	Übersetzung	Erläuterung/Merkhilfe
caecus, -a, -um	caec-i	blind	Caecum - Blinddarm
deltoideus, -a, -um	deltoide-i	deltaförmig	M. deltoideus = delta
durus, -a, -um	dur-i	hart, fest	frz. dur
gluteus, -a, -um	glute-i	zur Hinterbacke gehörend	
laesus, -a, -um	laes-i	beschädigt	Läsion = Schädigung
latus -a, -um	lat-i	breit	auch: latus, later-is – Seite
mastoideus, -a, -um	mastoide-i	warzenähnlich	
nudus, -a, -um	nud-i	nackt, unbekleidet	=nicht von Gewebe bedeckt
obliquus, -a, -um	obliqu-i	schräg, schief	
planus, -a, -um	plan-i	platt, eben, flach	
rectus, -a, -um	rect-i	gerade	
rotundus, -a, -um	rotund-i	(kreis-)rund	
serratus, -a, -um	serrat-i	gezackt, gezahnt	
spurius, -a, -um	spuri-i	falsch, unecht	
squamosus, -a, -um	squamos-i	schuppenförmig	
trapezius -a, -um	trapezi-i	trapezförmig	
valgus, -a, -um	valg-i	krumm, x- förmig verbogen	Genu valgum: X-Beine
varus, -a, -um	var-i	auseinandergebogen, o-förmig verbogen	„Oh, warum habe ich O-Beine?“(Genu varum)
verus, -a, -um	ver-i	wahr, echt	

Lateinische Adjektive der 3. Deklination

Tabelle 57: Lateinische Adjektive der 3. Deklination

Vokabel- Nom. Sg. m./f./n.	Genitiv, m. Sg.	Übersetzung	Erläuterung / Merkhilfe
articularis, -is, -e	articular-is	zu einem Gelenk gehörend	
communis, -is, -e	commun-is	gemeinsam	Kommunismus
fortis, -is, -e	fort-is	stark	

Lateinische einendige Adjektive und Partizipien

Tabelle 58: Lateinische einendige Adjektive und Partizipien

Vokabel- Nom. Sg. m./f./n.	Genitiv, m. Sg.	Übersetzung	Erläuterung / Merkhilfe
biceps	bicipit-is	zweiköpfig	z. B. Bizepsmukel – Muskel mit 2 Köpfen (also Teilen)
opponens	opponent-is	entgegenstellend	Opposition
prominens	prominent-is	vorspringend	Prominenz
quadriceps	quadricipit-is	vierköpfig	
simplex	simplic-is	einfach	engl. simple
teres	teret-is	länglich-rund	eine Formbezeichnung
triceps	tricipit-is	dreiköpfig	siehe „biceps“

Griechische Adjektive

Tabelle 59: Griechische Adjektive

Vokabel	Bedeutung	Erläuterung/Merkhilfe
ankylos	krumm, gebeugt	
kyphos	rückwärts gekrümmt	Kyphose = Buckel
lordos	vorwärts gekrümmt	Lordose
mega(lo)s (m.), megale (f.) mega (n.)	groß, gewaltig	Mega!
orthos	gerade, normgerecht	Orthopädie

7.5 Vokabeln zu Kapitel 5

Farbbezeichnungen

Tabelle 60: Farbbezeichnungen

Griechisch	Latein	Deutsch	Erläuterung
leukos	albus, candidus	weiß	Leukoplast, Albino
	albugineus, albicans	weißlich	
	pallidus	blass, bleich	engl. pale
polios	griseus, cinereus	grau	frz. gris
melas, melaina, melan	niger	schwarz	Melanozyten
erythros	ruber	rot	Erythrozyt
porphyreos	purpureus	purpurrot	Porphyrie
pyrrhos	flammeus	feuerrot	pyrogen
rhodeos	roseus	rosa	Rhododendron
eos		Morgenröte	Göttin der Morgenröte
kirrhos	flavus	gelb	Zirrhose
xanthos	aureus	golden, gelb	Xanthelasmen (gelbe Platten an den Lidern)
phaios	fuscus	braun, dunkel, schwärzlich	
chloros	viridis	(hell-)grün, gelbgrün	Chlorophyll
glaukos	caeruleus	blaugrün	Glaukom= grüner Star
kyaneos	lividus	blau	Zyanose

Zahlworte

Tabelle 61: Zahlworte

	Kardinalzahl	Ordnungszahl	Zahladverb	Multiplikativum
1	griech. heis, mia, hen lat. unus, -a, -um	protos primus, -a, -um	 semel	haplos simplex
2	griech. dyo lat. duo, duae, duo	deuteros secundus, -a, -um	dis bis	diplos duplex
3	griech. treis, tria lat. tres, tria	tritos tertius, -a, -um	tris ter	triplos triplex
4	griech. tettares, ra lat. quattruor	 quartus, -a, -um	 quater	tetra
5	griech. pente lat. quinque	 quintus, -a, -um		
6	griech. hex, hexa lat: sex	 sextus, -a, -um		
7	griech. hepta lat. septem	 septimus. -a, -um		
8	griech. okto lat. octo	 octavus -a, -um		
9	griech. ennea lat. novem	 nonus, -a, -um		
10	griech. deka lat. decem	 decimus, -a, -um		

Wichtige griechische Wortstämme

1. Zur Bezeichnung krankhafter Vorgänge

Tabelle 62: Wichtige griechische Wortstämme zur Bezeichnung krankhafter Vorgänge

Griech. Terminus, **Stamm**	Bedeutung	Beispiel
algos	Schmerz	Odontalgie
alges-is	Schmerz	Analgesie
odyn-e	Schmerz	Allodynie = Schmerzen nach kurzen Berührungen
lithos	Stein	lithogen
peni-a	Mangel	Zytopenie
path-os	Leiden, Krankheit	Pathologie

Tabelle 62: Wichtige griechische Wortstämme zur Bezeichnung krankhafter Vorgänge

Griech. Terminus, **Stamm**	Bedeutung	Beispiel
pleg-e	Schlag, „Lähmung“	Hemiplegie
ptos-is	Fall, Senkung	Ptosis = Herabhängen des Oberlids
schis-is	Spaltung	Cheilognathopalatoschisis = Lippen-Kiefer-Gaumenspalte
kel-e	Bruch, Anschwellung	Omphalozele = Nabelschnurbruch
rho-e	Fluss, fließen	Diarrhöe, Hämorrhoiden
rhag-es	Riss, Zerreißung	Hämorrhagie = Blutung (allg.)
rhex-is	Riss, Zerreißung	Rhexisblutung (bei Gefäßzerreißung)

2. Zur Bezeichnung diagnostischer und operativer Verfahren

Tabelle 63: Wichtige griechische Wortstämme zur Bezeichnung diagnostischer und operativer Verfahren

Griech. Terminus, **Stamm**	Bedeutung	Beispiel
gramm-ata	Schriftstück, Buchstabe	Elektrokardiogramm
graph-e	Schreibung, Schrift, Darstellung	Pneumotachograph
metr-on	Maß	Fingerperimetrie
pex-is	anheften	Orchidopexie
plastik-e	„Bildnerkunst“; operative Formung	Rhinoplastik
skop-ein	beobachten	Bronchoskop
stoma	Mund, (künstliche) Öffnung	Gastrojejunostomie, Tracheostomie
tom	Schnitt	Gastrotomie

Wichtige Suffixe

Tabelle 64: Wichtige Suffixe

Suffix, Genitiv, Geschlecht	**Bedeutung**
-gen (griech.)	erzeugend, bildend
-ia, -i-ae, f.	Symptom, (krankhafter) Zustand, teilweise auch Tätigkeit
-iasis, ias-is, f.	krankhafter Zustand
-itis, -itid-is, f.	Entzündung

Tabelle 64: Wichtige Suffixe

Suffix, Genitiv, Geschlecht	Bedeutung
-oma, -omatos-is, n.	Geschwulst
-osis, -os-is, f.	krankhafter Zustand
-pathia, -ae, f.	Leiden
-rhoe (griech.)	fließen, Fluss
-trop (griech.)	auf etwas einwirkend, gegen etwas gerichtet
-troph (griech.)	auf die Nahrung bezogen

Adjektivsuffixe

werden an den Wortstamm eines Substantives angehängt, um aus diesem ein Adjektiv zu bilden:

Tabelle 65: Adjektivsuffixe

Suffix	Anwendungsbeispiel
-lentus, -a, -um	purulentus: eitrig, eiterreich, von *pus*
-osus, -a, -um	pulposus: markhaltig, markgefüllt; von *pulpa*
-eus, -a, -um	vitreus: glasartig; von *vitrum*
-formis, -a, -um	fungiformis: pilzförmig; von *fungus*
-ferus, -a, -um	lactiferus: milchtragend; von *lactis*

Wichtige Präfixe

Tabelle 66: Wichtige Präfixe

Griech. Präfix	Lat. Präfix	Deutsche Bedeutung	Erläuterung
	ad-	an, heran	Adductor = Anzieher
	ante-, prae-, pro-	vor	prämortal= vor dem Tod
	de-	von, weg	Demenz – vom Verstand weg
	in-	Verneinung, un-	Insuffizienz – ungenügende Leistung
	infra-	unterhalb	
	inter-	dazwischen	Intercity – zwischen den Städten

Tabelle 66: Wichtige Präfixe

Griech. Präfix	Lat. Präfix	Deutsche Bedeutung	Erläuterung
	per-	Intensivierung	
	per-, trans-	durch, hindurch	
	re-	zurück, wieder-	Reflux = Rückfluss
	retro-, post-	hinter, zurück, danach	Retrospektive
	sub-	zu wenig, unter	subkutan
	super-	übermäßig	
	supra- super-	oberhalb	
	ultra-, trans-	jenseits, über, hinaus	Ultraschall – über der Hörschwelle liegender Schall
a-, an-		fehlen, Verneinung	Anämie = Fehlen von Blut
ana-		wieder, auf, hinauf	Anabolie - Aufbau Anamnese – Wiedererinnerung
ana-, dia-	di(s)-	auseinander	Anatomie = Auseinanderschneiden
ant(i)-	contra-, ob-	gegen	kontraindiziert
apo-	ab-	von, weg	Abductor = Wegzieher
chyl-		milchig trüb	
dia-		durch, hindurch, zwischen	Diarrhoe = Durchfluss
dys-		miss-	Dysmelie = Missbildung der Gliedmaßen
ek-	e-, ex-	aus, heraus	Ektomie – Herausschneiden
ekto-	extra-	außen, außerhalb	
en-, em-	in-	in, hinein	
endo-, ento-	intra-	innen, innerhalb	
eu-		normal, gut	Eukrasie = Gleichgewicht der Säfte
hyp(o)-	sub	unter, zu wenig	subkutan
hyper-, epi-		über, auf, zu viel	epikutan
kat(a)-	de	herab	Katarrh: Sekret fließt ab
meso-		mittel-	
meta		nach-	Meta-Analyse
par(a)-	juxta-	neben	
peri-	circum	um, herum	
sy(n)-	con-	zusammen mit	Synthese

Griechische und lateinische Mengenbegriffe

Tabelle 67: Griechische und lateinische Mengenbegriffe

Terminus	Deutsche Bedeutung	Erläuterung
hemisys	halb	Hemiparese
holos	ganz	holistisch=ganzheitlich
meion	weniger	
monos	allein, ein einziger	
nullus, -a, -um	kein	Nulldiät
oligakis	selten	
oligos	wenig	
pan	ganz, gesamt, all-	Pandemie
ple(i)on	mehr	
pollakis	häufig	
polys	viel	Polytrauma
protos	erst, ur-	Prototyp
semis, semiss-is, m.	halb	
solus, -a, -um	allein, der einzige	Solist
totus, -a, -um	ganz, gesamt	

Lateinische Adjektive der a- und o- Deklination

Tabelle 68: Lateinische Adjektive der a- und o-Deklination

Vokabel- Nom. Sg. m./f./n.	Genitiv, m. Sg.	Übersetzung	Erläuterung / Merkhilfe
accessorius, -a, -um	accessori-i	hinzukommend, zusätzlich	
caecus, -a, -um	caec-i	blind	Caecum - Blinddarm
nutricius, -a, -um	nutrici-i	ernährend, versorgend	engl. nutritious
oblongatus, -a, -um	oblongat-i	verlängert	
obturatus, -a, -um	obturat-i	verstopft	
tympanicus, -a, -um	tympanic-i	zur Paukenhöhle gehörend	

Lateinische Partizipien und einendige Adjektive

Tabelle 69: Lateinische Partizipien und einendige Adjektive

Vokabel- Nom. Sg. m./f./n.	Genitiv, m. Sg.	Übersetzung	Erläuterung / Merkhilfe
abducens	abducent-is	wegführend	
afferens	afferent-is	zuführend, herführend	
ascendens	ascendent-is	aufsteigend	
deferens	deferent-is	hinabführend	
descendens	descendent-is	absteigend	
efferens	efferent-is	herausführend	

Griechische Adjektive

Tabelle 70: Griechische Adjektive

Vokabel	Bedeutung	Erläuterung/Merkhilfe
anisos	ungleich	„isos“ = gleich, „an-isos“ = ungleich
glykys	süß	Glukose
heteros	anderer	heterogen
homoios	ähnlich	Achtung: Unterschied homos vs. homoios
homos	gleich	
idios	eigen	„idiopathisch“
isos	gleich	
kryptos	verborgen	
leptos	dünn, fein, zart	

Griechische Substantive

Tabelle 71: Griechische Substantive

Vokabel, **Stamm**	Bedeutung	lat. Synonym	Merkhilfe
aden	Drüse	glans, glandula	
angeion	Gefäß	vas	Angiologie, Angiographie
chole/**zyst**	Galle	bilis/fel	

Tabelle 71: Griechische Substantive

Vokabel, **Stamm**	**Bedeutung**	**lat. Synonym**	**Merkhilfe**
enkephalon	Hirn	cerebrum	Enzephalitis
entera	Eingeweide, Darm	viscera, für Darm: intestinum	Gastroenterologie
epiploon	(Fett-)Netz	omentum	umgibt innere Organe
gaster **gastr-**	Magen	ventriculus	Gastrologie
glossa	Zunge	lingua	Glossar
lapara	Bauch	abdomen, venter	Laparoskopie
neuron	Nerv, Nervenzelle	nervus	Neurologie
odous **odont-**	Zahn	dens	
ophthalmos	Auge	oculus	Ophthalmologie
pepsis	Verdauung		Pepsin= ein Verdauungsenzym
phagein	essen		Makrophage= Fresszelle
proktos	Darmausgang, Mast- darm	anus bzw. rectum	Proktoskop
ptyalon	Speichel	saliva	
pyelos	Becken	pelvis	
rhis **rhin-**	Nase	nasus	Rhinozeros
pyon	Eiter	pus	
sialon	Speichel	saliva	
splanchna	Eingeweide	viscera	
staphyle	Traube		
stoma **stomat-**	Mund	os, oris	auch: Künstliche Öffnung
typhlon	Blinddarm	colon caecum	

7.6 Vokabeln zu Kapitel 6

Lateinische Vokabeln der a- und o- Deklination

Tabelle 72: Lateinische Vokabeln der a- und o- Deklination

Vokabel, Genitivendung, Geschlecht	Bedeutung	Merkhilfe/Erläuterung
acetabulum, -i, n.	Hüftgelenkspfanne	
alveolus, -i, m.	(Lungen-) Bläschen	
angulus, -i, m.	Winkel, Ecke	z. B. eines Knochens: *Angulus scapulae*
area, -ae, f.	Fläche, Bezirk	Areal
axilla, -ae, f.	Achsel, Achselhöhle	
bronchus, -i, m.	Luftweg der Lunge, Ast der Trachea	Bronchitis
bursa, -ae, f.	Beutel, Tasche, Schleimbeutel	
brachium, -i, n.	Arm	brachial
calcaneus, -i, m.	Fersenbein	
capsula, -ae, f.	Behältnis, Kapsel	
carpus, -i, m.	Handwurzel	
cervix, cervic-is, f.	Hals	auch Teil von Organen z. B. Cervix uteri
cilium, -i, n.	Wimper, Flimmerhaar	
clavicula, -ae, f.	Schlüsselbein	
condylus, -i, m.	Gelenkfortsatz	
costa, -ae, f.	Rippe	
coxa, -ae, f.	Hüfte	
cubitus, -i, m.	Ellenbogen	
digitus, -i, m.	Finger, Zehe	
discus, -i, m.	Scheibe	Compact Disc
dorsum, -i, n.	Rücken	
eminentia, -ae, f.	Vorsprung, Höcker	Eminenz
fascia, -ae, f.	Faszie, Bindegewebshülle	
fibula, -ae, f.	Wadenbein	Waden- und Schienbein: Knochen des Unterschenkels
fissura, -ae, f.	Spalte	
fossa, -ae, f.	Graben	

Tabelle 72: Lateinische Vokabeln der a- und o- Deklination

Vokabel, Genitivendung, Geschlecht	Bedeutung	Merkhilfe/Erläuterung
hamus, -i, m.	Haken	
hilum, -i, n.; auch hilus, -i, m.	Einbuchtung	am Hilus eines Organs treten Gefäße ein und aus
humerus, -i, m.	Oberarmknochen	
ischium, -i, n.	Gesäß, Hüfte	
lamina, -ae, f.	Platte, Gewebsschicht	
ligamentum, -i, n.	Band	engl. ligament
lobus, -i, m.	Lappen	z. B. Lappen der Leber
mamilla, -ae, f.	Brustwarze	von „mamma" – weibl. Brust
mandibula, -ae, f.	Unterkiefer	
manubrium, -i, n.	Handgriff	
maxilla, -ae, f.	Oberkiefer	
mediastinum, -i, n.	Mittelfellraum	Gewebsraum im Brustkorb
mentum, -i. n.	Kinn	
metacarpus, -i, m.	Mittelhand	
olecranon, -i, n.	Ellenbogenhöcker (an der Ulna)	ein Knochenpunkt der Elle
patella, -ae, f.	Kniescheibe	
planta, -ae, f.	Fußsohle	
pleura, -ae, f.	Brustfell	umgibt als dünne Haut die Lungen
radius, -i, m.	Speiche, Strahl	ein Unterarmknochen
scapula, -ae, f.	Schulterblatt	
segmentum, -i, n.	Abschnitt, Teil	
spina, -ae, f.	Dorn, Stachel, Rückgrat	z. B. als Teil eines Knochens: *spina scapulae*
sternum, -i, n.	Brustbein	
stylus, -i, m.	Griffel, Stift	Proc. styloideus: Der griffelförmige Fortsatz
substantia, -ae, f.	Stoff, Substanz	
sulcus, -i, m.	Furche	
talus, -i, m.	Sprungbein	ein Knochen des Fußes
tarsus, -i, m.	Fußwurzel	ein Knochen des Fußes
tibia, -ae, f.	Schienbein	

Tabelle 72: Lateinische Vokabeln der a- und o- Deklination

Vokabel, Genitivendung, Geschlecht	Bedeutung	Merkhilfe/Erläuterung
tonsilla, -ae, f.	Organ in Mandelform	
tonus, -i, m.	Spannung, Druck	Muskeltonus = Muskelspannung
trachea, -ae, f.	Luftröhre	
ulna, -ae, f.	Elle	ein Unterarmknochen
vertebra, -ae, f.	Wirbelknochen	
vesica, -ae, f.	Blase	

Lateinische Substantive der 3. Deklination, konsonantische Stämme

Tabelle 73: Lateinische Substantive der 3. Deklination, konsonantische Stämme

Vokabel, Genitivendung, Geschlecht	Bedeutung	Merkhilfe/Erläuterung
abductor, abductor-is, m.	Abzieher, Abführer (als M. abductor)	abducere = wegführen
adductor, adductor-is, m.	Anzieher (als M. adductor)	der Anziehmuskel
arrector, arrector-is, m.	Aufsteller (M. arrector)	der Aufstellmuskel
articulatio, articulation-is, f.	Gelenk	
cartilago, cartilagin-is, f.	Knorpel	
crus, crur-is, n.	Schenkel, Unterschenkel	
crux,crur-is, f.	Kreuz	
depressor, depressor-is, m.	Herabdrücker (M. depressor)	der herabdrückende Muskel
extensor, extensor-is, m.	Strecker (M. extensor)	der Streckmuskel
extremitas, extremitat-is, f.	Gliedmaße, äußerstes Ende (eines Organs/Knochens)	Extremitäten
femur, femor-is, n.	Oberschenkelknochen	artikuliert im *Acetabulum* (s. o.) mit der Hüfte
flexor, flexor-is, m.	Beuger (M. flexor)	der Beugemuskel
formatio, formation-is, f.	Ausbildung, Ausformung, Struktur	Form
inguen, inguin-is, n.	Leiste	
levator, levator-is, m.	Heber (M. levator)	der Hebemuskel
margo, margin-is, m./f.	Rand	z. B. eines Knochens: *Margo medialis scapulae*

Tabelle 73: Lateinische Substantive der 3. Deklination, konsonantische Stämme

Vokabel, Genitivendung, Geschlecht	Bedeutung	Merkhilfe/Erläuterung
poples, poplit-is, m.	Kniekehle	
pollex, pollic-is, m.	Daumen	
pulmo, pulmon-is, m.	Lunge	
rotator, rotator-is, m.	Dreher (M. rotator)	der Drehmuskel
sphincter, sphincter-is, m.	Schließmuskel (M. sphincter)	
spiratio, spiration-is, f.	Atem	
thorax, thorac-is, m.	Brustkorb	
trochanter, trochanter-is, m.	Umlaufhügel	Bezeichnung eines Knochenpunktes des Femurs
tuber, tuber-is, n.	Höcker, Buckel	z. B. zur Beschreibung eines Knochenpunkts
tuberositas, tuberositat-is, f.	Höcker, Buckel , Aufrauhung eines Knochens	z. B. zur Beschreibung eines Knochenpunkts
venus, vener-is, f.	Liebesgöttin	Venerologe – Arzt für Geschlechtskrankheiten

Lateinische Adjektive der a- und o- Deklination

Tabelle 74: Lateinische Adjektive der a- und o- Deklination

Vokabel – Nom. Sg. m./f./n.	Genitiv, m. Sg.	Übersetzung	Erläuterung/Merkhilfe
benignus, -a, -um	benign-i	gutartig	
densus, -a, -um	dens-i	dicht, gehäuft	
diffusus -a, -um	diffus-i	ausgedehnt, weitläufig	
impudicus, -a, -um	impudic-i	unzüchtig	
malignus, -a, -um	malign-i	bösartig	maligner Tumor
nodosus, -a, -um	nodos-i	knotig	
petrosus, -a, -um	petros-i	steinig, felsig	

Lateinische Partizipien

Tabelle 75: Lateinische Partizipien

Vokabel – Nom. Sg. m./f./n.	Genitiv, m. Sg.	Übersetzung	Erläuterung/Merkhilfe
aberrans	aberrant-is	abweichend	
communicans	communicant-is	verbindend	Kommunikation verbin- det!
confluens	confluent-is	zusammenfließend	con = mit, zusammen fluere= fließend
migrans	migrant-is	wandernd	Migranten = Einwanderer
obliterans	obliterant-is	verschließend	

Griechische Adjektive

Tabelle 76: Griechische Adjektive

Vokabel	Bedeutung	Merkhilfe/Erläuterung
brachys	kurz	
nekros	tot	Nekrose
allos	anders, fremd	
autos	eigen, selbst	Automobil
neos	jung, neu	Neoplasie=Gewebsneubildung
presbys	alt (Lebenszeit)	
tele (Adverb)	fern	Teleskop
thermos	warm	Thermoskanne
xenos	fremd	**Xeno**phobie = **Fremd**enfeindlichkeit

Griechische Substantive

Tabelle 77: Griechische Substantive

Vokabel, **Stamm**	Bedeutung	lat. Synonym	Merkhilfe
arthron	Gelenk	articulatio	Arthroskopie
bathmos	Schwelle		bathmotropie
cheilos	Lippe	labium	
chondros	Knorpel	cartilago	

Tabelle 77: Griechische Substantive

Vokabel, **Stamm**	**Bedeutung**	**lat. Synonym**	**Merkhilfe**
chronos	Zeit		Chronograph – Uhr
gnathos	Oberkiefer	maxilla	
gony **gonat**	Knie	genu	
is **in-**	Muskel	musculus	Genitiv: inos
keras **kerat-**	Horn	cornu	vgl. Hornhaut
kinesis	Bewegung		kinetische Energie
melos	Gliedmaßen		
mys	Muskel	musculus	
phren	Zwerchfell, Geist		Schizophrenie
rhachis	Wirbelsäule	columna vertebralis	
stethos	Brust		Stethoskop

Anhang

Bildnachweise

Entsprechend der Reihenfolge der Bilder im Buch. CC BY-SA 3.0 Lizenz abrufbar unter `https://creativecommons.org/licenses/by-sa/3.0`*, via Wikimedia Commons*

S. 13 Piero della Francesca (ca. 1455/1460): Die Heilige Apollonia, dargestellt mit Zange und Zahn, National Gallery of Art, Washington, USA

S. 15 N.N.: Elfenbeinschnitzerei aus Südfrankreich (um 1780), aus: Astrid Hubmann: Der Zahnwurm. Die Geschichte eines volksheilkundlichen Glaubens, 2008

S. 17 Nutzer *Mutter Erde* – CC BY-SA 4.0, Büste des Philipp Pfaff in der Charité, Institut für Zahn- Mund- und Kieferheilkunde, abfrufbar unter `https://commons.wikimedia.org/w/index.php?curid=70035652`

S. 39 Grubitsch, Waltraud, Bundesarchiv, Bild 183-1984-1130-001 / CC-BY-SA 3.0, CC BY-SA 3.0 de, abrufbar unter: `https://commons.wikimedia.org/w/index.php?curid=5344625`

S. 44 Human_anatomy_planes-HR.svg: *Human_anatomy_planes.svg: Yassine Mrabet This W3C-unspecified vector image was created with Inkscape, CC BY-SA 3.0 via Wikimedia Commons, Abrufbar unter: `https://upload.wikimedia.org/wikipedia/commons/d/d6/Human_anatomy_Koerperebenen.svg`

S. 44 Dr. rer. nat. Beryl Schwarz-Herzke, Insitut für Anatomie II der Heinrich- Heine-Universität Düsseldorf

S. 45 Hyacinthe Rigaud: Portrait von Louis XIV; ca. 1701 - Public Domain, abrufbar unter: `https://commons.wikimedia.org/w/index.php?curid=482613`

S. 47 Dr. rer. nat. Beryl Schwarz-Herzke, Insitut für Anatomie II der Heinrich-Heine-Universität Düsseldorf

S. 48 Benutzer *Robb*, CC BY-SA 3.0, abrufbar unter: `https://commons.wikimedia.org/w/index.php?curid=20180167`

S. 49 Dr. rer. nat. Beryl Schwarz-Herzke, Insitut für Anatomie II der Heinrich- Heine-Universität Düsseldorf

S. 50 Dr. rer. nat. Beryl Schwarz-Herzke, Insitut für Anatomie II der Heinrich- Heine-Universität Düsseldorf

S. 51 Dr. rer. nat. Beryl Schwarz-Herzke, Insitut für Anatomie II der Heinrich- Heine-Universität Düsseldorf

S. 53 Henry Gray: Anatomy of the Human Body. Revised by Warren H. Lewis, Philadelphia- New York, Lea and Febiger, 1918, abrufbar unter: `https://de.wikipedia.org/wiki/Nervus_trigeminus#/media/Datei:Gray778.png`

S. 54 Dr. rer. nat. Beryl Schwarz-Herzke, Insitut für Anatomie II der Heinrich- Heine-Universität Düsseldorf

S. 55 Dr. rer. nat. Beryl Schwarz-Herzke, Insitut für Anatomie II der Heinrich- Heine-Universität Düsseldorf

S. 56 Dr. rer. nat. Beryl Schwarz-Herzke, Insitut für Anatomie II der Heinrich-Heine-Universität Düsseldorf

S. 56 Dr. rer. nat. Beryl Schwarz-Herzke, Insitut für Anatomie II der Heinrich- Heine-Universität Düsseldorf

S. 56 Dr. rer. nat. Beryl Schwarz-Herzke, Insitut für Anatomie II der Heinrich- Heine-Universität Düsseldorf

S. 56 Dr. rer. nat. Beryl Schwarz-Herzke, Insitut für Anatomie II der Heinrich- Heine-Universität Düsseldorf

S. 59 Benutzer *Samir* in der Wikipedia auf Englisch - Übertragen aus en.wikipedia nach Commons., CC BY-SA 3.0, abrufbar unter: `https://commons.wikimedia.org/w/index.php?curid=2107298`

S. 59 Benutzer *MBq* Sep 2004 (CEST), Gemeinfrei, abrufbar unter: `https://commons.wikimedia.org/w/index.php?curid=23778170`

S. 59 Benutzer *Joshywills* - CC BY-SA 3.0, abrufbar unter: `https://commons.wikimedia.org/w/index.php?curid=18526497`

S. 72 Dr Jeffrey Cross DDS, CC BY-SA 3.0, abrufbar unter: https://commons.wikimedia.org/w/index.php?curid=34846553

S. 79 Manjit Singh, CC BY-SA 4.0, abrufbar unter: https://commons.wikimedia.org/w/index.php?curid=129074988

Literatur

Baader, G: Die Entwicklung der medizinischen Fachsprache im hohen und späten Mittelalter. in: Keil, Gundolf u. Assion, Peter (Hrsg.) Fachprosaforschung.

Acht Vorträge zur mittelalterlichen Artesliteratur. Berlin, Schmidt, 1977.

Barnett R: Mut zur Lücke. Kunst und Geschichte der Zahnheilkunde. Dumont, Köln, 2007.

Eckart W: Geschichte, Theorie und Ethik der Medizin, 9. Aufl. Springer, Heidelberg, 2021.

Eulner H: Die Entwicklung der medizinischen Spezialfächer an den Universitäten des deutschen Sprachgebietes. Enke, Stuttgart, 1970.

Fangerau, H., Schultze, H., Noack, Th., Müller, I Medizinische Terminologie. Ein Kompaktkurs. Berlin, Lehmanns Media, 2017.

Groß D: Die Geschichte des Zahnarztberufs in Deutschland. Einflussfaktoren – Begleitumstände – Aktuelle Entwicklungen. Quintessenz, Berlin, 2019.

Guttmann, W., Medizinische Terminologie:Ableitung und Erklärung der gebräuchlichsten Fachausdrücke aller Zweige der Medizin. München, Urban und Schwarzenberg, 1901/1943 (31 Aufl.).

Hans J., Musikantenknochen, in: Süddeutsche Zeitung Magazin 51/2015, abrufbar unter: https://sz-magazin.sueddeutsche.de/musik/musikantenknochen-82060

Hansson, N., Griemmert M., Krischel M., Marazia C., Moll F., Oommen-Halbach, A., Padrini G., Fangerau H., Medizinische Terminologie- Geschichte, Struktur, Praxis. Berlin, Lehmanns Media, 2020.

Henkel D, Petzke A, Karenberg A, Zöller JE; Zahnärzte im deutschen Kinofilm (Teil 1), in: *ZM* (17)2022, abrufbar auch unter: https://www.zm-online.de/artikel/2022/zahnaerzte-im-deutschen-film/zahnaerzte-im-deutschen-kinofilm-teil-1

Henkel D, Petzke A, Karenberg A, Zöller JE; Zahnärzte im deutschen Kinofilm (Teil 2), in: *ZM* (17)2022, abrufbar auch unter: https://www.zm-online.de/artikel/2022/zahnaerzte-im-deutschen-film/zahnaerzte-im-deutschen-kinofilm-teil-2

Karenberg, A., Fachsprache Medizin im Schnellkurs, Stuttgart, Schattauer 2011 3.Aufl.

Lehmann, K., Einführung in die Zahnersatzkunde. Urban & Schwarzenberg, München, Wien, Baltimore 1979.

N.N., Krankheitsverlauf, Wikipedia Deutschland, abrufbar unter: https://de.wikipedia.org/wiki/Krankheitsverlauf#Einteilung_nach_zeitlichem_Verlauf

N.N., ICD, Historie und Ausblick, elektronische Ressource, abrufbar unter: https://www.bfarm.de/DE/Kodiersysteme/Klassifikationen/ICD/ICD-10-WHO/Historie/ilcd-bis-icd-10.html, geprüft am 23.06.2023

N.N., Zahnschema, Wikipedia Deutschland, abrufbar unter: https://de.wikipedia.org/wiki/Zahnschema#FDI-Zahnschema

Padrini G, Hansson N: Terminologie in der Medizinphysik, Lehmanns Media, Berlin, 2022.

Pausch NC, Halama D: Der Zahnstatus des Sonnenkönigs - Ende der Legende, in: *ZM* (18)2012, auch abrufbar unter: https://www.zm-online.de/artikel/2012/zellen-im-dialog/ende-der-legende

Rupp, R: Die süße Geschichte der Zuckerwatte, in: National Geographic, 2018. Abrufbar unter: https://www.nationalgeographic.de/geschichte-und-kultur/2018/08/die-suesse-geschichte-der-zuckerwatte, geprüft am 28.06.2023

Scharf J-H., Die Nomina Anatomica im System der Wissenschaftssprache im Wandel der Zeiten. In: Verhandlungen der anatomischen Gesellschaft. Band 80, 1986.

Schiebler T. H., Korf Horst-W: Anatomie, Frankfurt (Main), Dr. Dietrich Steinkopff Verlag, 2007.

Seethaler K: Knochen, die rocken, in: Der Spiegel, abrufbar unter: https://www.spiegel.de/geschichte/roentgenschallplatten-a-947293.html, geprüft am 28.06.2023

Stolberg M: Gelehrte Medizin und ärztlicher Alltag in der Renaissance. De Gruyter, Berlin, 2021.

Strübing W: Geschichte der Zahnheilkunde. Eine Einführung für Studenten und Zahnärzte. Deutscher Ärzteverlag, Köln, 1989.

Waschke J., Böckers T., Paulsen F., Anatomie: Das Lehrbuch. München, Elselvier, 2015.
Whitmore, I., Terminologia Anatomica. International Anatomical Terminclogy. Stuttgart, Thieme, 1998.
Zander, H-C: Ich stinke, also bin ich. Elektronische Ressource, abrufbar unter: `https://www.deutschlandfunk.de/medizingeschichte-ich-stinke-also-bin-ich-100.html`, geprüft am 28.06.2023

Anmerkung

Dieses Buch enthält Überarbeitungen von Textabschnitten, die z. T. bereits veröffentlicht wurden als:

Hansson, N., Griemmert M., Krischel M., Marazia C., Moll F., Oommen-Halbach, A., Padrini G., Fangerau H., Medizinische Terminologie- Geschichte, Struktur, Praxis. Berlin, Lehmanns Media, 2020.
Padrini G, Hansson N: Terminologie in der Medizinphysik, Lehmanns Media, Berlin, 2022.
Krischel M, Nebe J (2023) Nonnen, Wundärzte und Dentisten. Zahnmedizin vom Mittelalter bis zur frühen Neuzeit. Zahnärztliche Mitteilungen 113 (5), 322–327.
Krischel M (2017) Zahnmedizin in Deutschland von der Mitte des 18. bis zur Mitte des 20. Jahrhunderts. In: Hugger A (Hrsg) 100 Jahre Westdeutsche Kieferklinik: Festschrift zum Jubiläum. Universitätsklinikum Düsseldorf, 9–19

Der klinischen Sektion des Instituts für Anatomie I der Universität Düsseldorf und Herrn Körner danken wir für die Erstellung der Bilder anatomischer Präparate.

Lösungsvorschläge zu den Übungen

Kapitel 1

1. Was versteht man unter dem Begriff Humoralpathologie?
   a) *ein Medizinkonzept mit Wurzeln in der Antike, das bis an die Schwelle zur Neuzeit einflussreich blieb und in dem Gesundheit durch das Gleichgewicht von vier Säften entsteht*
2. Dentisten, nicht akademisch ausgebildete Zahnbehandler, arbeiteten in Deutschland
   c) *bis nach dem Zweiten Weltkrieg.*
3. Wann wurde das zahnmedizinische Promotionsrecht in Deutschland eingeführt?
   b) *1919*
4. Was führte der Berliner Professor für Zahnmedizin Willoughby Dayton Miller ein?
   b) *die moderne Kariestheorie, die auf der Bakteriologie basiert*

Kapitel 2

1. *Bestimmen Sie die Substantive nach Kasus, Numerus und Genus und übersetzen Sie:*
   a) cariei: *Gen. Sg. f.; der Zahnfäule*
   b) buccarum: *Gen. Pl. f.; der Wangen*
   c) oris: *Gen. Sg. n.; Des Mundes*
   d) dens: *Nom. Sg. m.; der Zahn*
   e) radicum: *Gen. Pl. f.; der Wurzeln*
   f) foramina: *Nom. Pl. n.; die Löcher*
   g) recessuum: *Gen. Pl. m.; der Ausbuchtungen*
2. Bilden Sie die geforderten Formen:
   a) dens, Gen. Sg.: *dentis*
   b) sinus, Nom. Pl: *sinus*
   c) lingua, Gen. Pl: *linguarum*
   d) palatum, Nom. Pl: *palata*
   e) gustus, Gen. Sg: *gustus*
3. Übersetzen Sie die Genitivattribute:
   a) Cavum oris: *Die Höhle des Mundes (=die Mundhöhle)*
   b) Apex linguae: *Die Spitze der Zunge (=die Zungenspitze)*
   c) Glandulae molares: *Die Drüsen der Backenzähne*
   d) Caries dentis: *Die Fäule des Zahnes*
   e) Frenulum linguae: *Das Bändchen der Zunge (=Das Zungenbändchen)*
   f) Corona dentis: *Die Krone des Zahnes (=Die Zahnkrone)*
   g) Crista colli costae: *Der Rand des Halses des Rippe (=des Rippenhalses)*
   h) Pecten ossis pubis: *Der Kamm des Schambeines*
   i) Apices radicum dentium: *Die Spitzen der Wurzeln der Zähne (=Die Zahnwurzelspitzen)*
4. Welche der angegebenen Formen kann keinen Genitiv ausdrücken?
   e) pecten
5. Gegeben sind fünf Substantive im Nominativ Singular und fünf Vorschläge für zugehörige Genetivformen. Welches Substantiv wurde falsch dekliniert?
   e) *gustus, gusti*
6. Welches Wort gehört nicht der a-Deklination an?
   c) *ostia*
7. Welches Genitivattribut ist falsch übersetzt?
   e) *Tendo musculi: Der Muskel der Sehne*

Kapitel 3

1. Bestimmen Sie nach Kasus, Numerus und Genus und übersetzen Sie:
   a) caninus: *Nom. Sg. m.; hundeartig, dekliniert: der hundeartige*
   b) incisivi: *Nom. Pl. m./Gen. Sg. m./n.; zum Schneiden befähigt, dekliniert: der zum Schneiden befähigte (Nom.); des zum Schneiden befähigten (Gen.)*
   c) molares: *Nom. Pl. m./f.; mahlend, dekliniert: die mahlenden*
   d) juvenilis: *Nom. Sg. m./f./Gen. Sg. m./f./n.; jugendlich, dekliniert: Der/die jugendliche; Des/der jugendlichen (Gen.)*
   e) senilium: *Gen. Pl. m./f./n.; greisenhaft, dekliniert: des/der Greisenhaften*
   f) magnum: *Nom. Sg. n.; groß, dekliniert: das große*
   g) formantis: *Gen. Sg. m./f./n.; formend, dekliniert: der/des formenden*
   h) cavarum: *Gen. Pl. f.; hohl, dekliniert: der hohlen*

2. Bilden Sie die angegebene Form:
   a) caninus, Gen. Pl. m.: *caninorum*
   b) oralis, Nom. Pl. f.: *orales*
   c) crassus, Gen. Pl. f.: *crassarum*
   d) omnis, Gen. Sg. n.: *omnis*
   e) mollis, Nom. Pl. n.: *mollia*

3. Welches der Adjektive ist falsch nach Kasus, Numerus und Genus bestimmt?
   c) *purulentarum, Gen. Pl. n.*

4. Welche Substantiv-Adjektivkombination ist nicht korrekt?
   d) *intestinum tenuis*

5. Welcher Mehrwortterminus ist korrekt übersetzt?
   c) *Pars lumbalis columnae vertebralis – Der Lendenabschnitt der Wirbelsäule*

6. Welche Substantiv-Adjektivkombination ist grammatikalisch falsch?
   d) *radix profundi*

Kapitel 4

1. Lage- und Richtungsbezeichnungen
   a) Welche Achse stellt der Pfeil bei Wilhelm Tells Apfelschuss dar?
   Sagtittalebene
   b) In welcher Ebene sind die folgenden Aufnahmen angefertigt?
      A) *Sagittalebene*
      B) *Frontalebene*
      C) *Transversal- = Horizontalebene*

2. Bilden Sie Gegensatzpaare
   a) internus: *externus*
   b) distalis: *proximalis*
   c) plantaris: *dorsalis*
   d) parietalis: *visceralis*
   e) radialis: *ulnaris*
   f) mesial: *distal*
   g) palatinal: *buccal/labial/vestibulär*
   h) buccal: *palatinal/lingual/oral*
   i) lingual: *buccal/labial/vestibulär*

3. Nennen Sie die beiden Seiten des Zahnes, an denen Approximalkaries auftritt:
   Mesial- und Distalseite

4. Nennen Sie Bezeichnungen, die folgende Begriffe weiter einteilen:
   a) vestibulär: *buccal, labial*
   b) oral: *palatinal, lingual*

5. Welche der gegebenen Richtungsbezeichnungen bilden kein Gegensatzpaar?
   d) *plantaris/radialis*
6. In welchem der Fälle ist die zweite Lagebezeichnung nicht dazu geeignet, die erstgenannte genauer zu beschreiben?
   g) *Approximal, labial*
7. Welche dieser Regionen liegt nicht am Kopf?
   d) *Regio epigastrica*
8. Yvonne H. sucht Ihre Praxis auf, an Zahn 23 erblicken Sie Approximalkaries. Wo liegt dieser?
   b) *Im Zahnzwischenraum (an der dem Nachbarzahn zugewandten Seite)*

Kapitel 5

1. Markieren Sie vorhandene Prä- und Suffixe und übersetzen Sie:
   a) Oligodontie: *Wenige Zähne (Fehlen von Zähnen)*
   b) Rhinoplastik: *Formbildende Operation der Nase*
   c) Gingivitis: *Zahnfleischentzündung*
   d) Periodontose: *Krankhafter Zustand des Zahnhalteapparats*
   e) Odynophagie: *Schmerzen bei der Nahrungsaufnahme*
   f) Gl. Submandibularis: *Drüse unter dem Unterkiefer (=Unterkieferspeicheldrüse)*
   g) N. hypoglossus: *Unterzungennerv*
   h) Sialolithiasis: *Speichelsteinleiden*
   i) Extraoral: *Außerhalb des Mundes*
   j) Interdental: *Zwischen den Zähnen*
2. Übersetzen Sie die gegebenen Komposita:
   a) Arcus palatopharyngeus: *Bogen von Gaumen und Rachen*
   b) Musculus sternocleidomastoideus: *Muskel zwischen Brustbein, Schlüsselbein und warzenförmigem Fortsatz*
   c) Ligamentum costoclaviculare: *Band zwischen Rippe und Schlüsselbein*
   d) Dentoalveolärchrirurgie: *Chirurgie von Zähnen und Alveolarknochen*
3. Geben Sie die enthaltenen Zahlen oder Farben auf Latein, Griechisch und Deutsch an:
   a) Leberzirrhose: *kirrhos, flavus, gelb*
   b) Erythropoese: *erythros, ruber, rot*
   c) Rubella: *ruber, erythros, rot*
   d) Poliomyelitis: *polios, griseus/cinereus, grau*
   e) Haploider Chromosomensatz: *haplos, simplex, einfach*
   f) Diplokokken: *diplos, duplex, doppelt*
4. Übersetzen Sie ins Deutsche:
   a) Ureter duplex: *Doppelt vorhandener Harnleiter*
   b) Nucleus ruber: *Roter Kern*
   c) Locus caeruleus: *Blaugrüner Ort*
5. Krankheitsverlauf: Was ist....
   a) ein subchronischer Verlauf? *Länger andauernd, aber kürzer als chronisch*
   b) eine chronisch-progrediente Symptomatik? *Lang anhaltend und fortschreitend*
   c) eine chromisch-exazerbierende Gingivitis? *Lang anhaltende Zahnfleischentzündung mit Episoden starker Verschlimmerung*
6. Welcher griechische Begriff entspricht dem lateinischen "albus"?
   d) *leukos*
7. Welche Aussagen zum Arztbrief treffen zu?
   e) *Nur die Aussagen i) und iii) treffen zu*
8. Ein Patient leidet unter rezidivierender Gingivostomatitis. Welche Aussagen sind richtig?
   c) *Nur die Aussagen i), ii) und iii) sind richtig*

9. Welche Übersetzung ist richtig?
    e) *Pollakisurie – das häufige Wasserlassen*

Kapitel 6

1. Recherchieren Sie eine zahnmedizinische Fragestellung Ihrer Wahl. Versuchen Sie, wissenschaftliche Quellen zu finden und in groben Zügen zu verstehen. Diskutieren Sie.
   Hier sind verschiedene Ergebnisse denkbar, die Aufgabenstellung geht über den Kurs hinaus.
2. Welche Aussage trifft zu?
    e) *Die Abkürzung A steht in Krankheitscodes für den Ausschluss einer Diagnose*
3. Welche Aussage zu wissenschaftlichen Veröffentlichungen ist korrekt?
    c) *Im Diskussionsteil sollten keine neuen Erkenntnisse mehr präsentiert werden*

Index: Vokabeln

Dieses Register enthält die Vokabeln der sechs Kapitel. Zu lateinischen Substantiven sind Genitiv(-endung) und Geschlecht aufgeführt, zu lateinischen Adjektiven der Nominativ m./f./n., zu Partizipien der Genitiv.

Q

R

S